薬剤師よ，心電図を読もう！

JCHO大阪病院循環器内科 大八木 秀和 著

南山堂

はじめに

　「薬剤師よ，心電図を読もう！」という連載を，約1年半，南山堂の月刊誌『薬局』で掲載させていただきました．これは，臨床に携わる薬剤師が，現在も少なからず必要であり，今後必須の知識の一つとなる心電図について，若い薬剤師と医師の織りなす素敵なラブストーリーに合わせて，ことさら難しく敬遠しがちな心電図の知識を，楽しく面白くマスターしてもらいたい一心で執筆・連載したものです．それが今回，内容をさらにバージョンアップして一冊の本となって，再び皆様の前にお目見えする機会を得たことは，私にとってこの上ない喜びです．

　ところで，この本を手に取っている薬剤師の皆様にとって，心電図って一体どんな存在ですか？　実際，いまも特段心電図が読めなくても日常業務を普通にこなすだけなら，なんの支障もない存在ではないでしょうか？

　しかし，この本を手に取った方は，薬剤師にとって心電図を理解することは，日常臨床でとても大切な知識であり，できればちゃんと理解した方が，いろいろなメリットがあるんだろうなと考えているのだと思います．何がメリットなのか，まだマスターできていない段階で知ることは困難でしょう．でも，それは事実です．なぜかというと，約20年近く前に薬剤師として働いていた私が，心電図をしっかり理解できるようになって初めて，心電図の知識がいかに薬剤師に役立つものかを実感したからです．

　先人の薬剤師の方々の長年の夢であった，管理中心の薬剤師業務だけではなく，自分たちの潜在能力を生かした臨床現場で活躍できる土壌は，もう整いました．臨床薬剤師として，病棟や在宅までもがテリトリーになろうとしています．賽は投げられたのです．ぐずぐずしていては，この好機は二度と訪れないかもしれません．医師とわたりあっていくためには，敵を知り己を知らねばなりません．ところが，実際まだまだ薬剤師の基本的臨床医学知識のレベルは，一部の薬剤師以外は医師に届いていないのが現状です．この状況を打破するために，まずは私が経験した「心電図を理解できるようになれば，抗不整脈薬なんて怖くない」という経験を，一緒にしてみませんか？

　この本をきっかけに多くの薬剤師の方が，基本的臨床医学知識を身に付けてくれることを願ってやみません．

　2016年夏　大阪豊中にて

大八木　秀和

Contents

1 心電図には色々な種類がある … 1
2 BLSは薬剤師必修だ！ … 6
3 初心者の段階で最も必要な知識はこれだ！ … 17
4 心拍数を瞬時に読む … 24
5 薬剤師はどんな時に心電図の知識を活かせるか … 31
6 4つのステップで不整脈を見分ける① … 39
7 4つのステップで不整脈を見分ける② … 49
8 モニター心電図と12誘導心電図の関係① … 57
9 モニター心電図と12誘導心電図の関係② … 68
10 発作性上室頻拍って何？ … 75
11 副伝導路って？ … 85
12 薬剤師こそSicilian Gambit分類を極めよ … 91
13 薬剤師に必要な心電図の知識はどこまで？ … 103
14 徐脈性不整脈を極める … 115
15 脚ブロック … 123
16 電気軸とは何か？ … 133
17 12誘導心電図特有の知識 … 141

18	卒業試験 ……………………………………………	150
19	エピローグ …………………………………………	158

● 付録　薬剤師に必要な基本的臨床医学知識 〜循環器編〜 …… 168

● 索引 …………………………………………………………… 173

登場人物

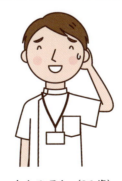

大山 ひろし（26歳）
6年制の薬学部卒業生．はじめは研究者を目指していたが，臨床に興味もあって最終的に病院薬剤師としてA総合病院に勤務し3年目．みさとはなぜかずっと縁がある．

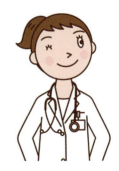

奥村 みさ（26歳）
ひろしの幼なじみの研修医．A総合病院の循環器科で後期研修を始めている．

1 心電図には色々な種類がある

不整脈の勉強に最適な本とは？

ひろしは服薬指導の準備のため，カルテのコピーを見ていました．

ひろし　さて，薬歴は，と．ふむふむ，これとこれはいつもと同じ薬だし，これは…あっ．あれっ？ 今日は新しい薬がでているぞ．サンリズムが2錠で頓服，発作時と書いてある．先生のカルテ，字が汚くて読めないなぁ．しかもところどころ英語だし．正直苦手なんだよなぁ，不整脈関係の薬．大学ではほとんど習っていないし．添付文書だけはちょっと見ておこうか．
　なになに，「下記の状態で他の抗不整脈薬が使用できないか，又は無効の場合．頻脈性不整脈…」頻脈って速いってことだけど，不整脈ってどんな不整脈なんだろう？ 心房細動とか発作性上室性頻拍とか，いろいろ名前が書いてあるけど，どう違うんだっけ？ 昔ちょっとだけ勉強したけど，もう忘れている．思い出せないなぁ…．
　でもこんなときは，悩んだって仕方ない．先生から説明を聞いているかもしれないし，とりあえず患者さんと話してみよう．もし分からなかったら，「先生の指示に従ってください」と言えばいいし．

ひろしは何とか服薬指導を終えました．

ひろし　あーあ，疲れた．いつまで経っても不整脈関連の薬はどう説明したらいいのか難しいなぁ．大学の授業では内分泌関係や高血圧とかいろいろ勉強したけど，心電図とか不整脈とかはほとんど習ってないもんなぁ．P-QRS-Tくらいは分かるけど，正直いまでもさっぱりだわ（苦笑）．

実はひろし，大変真面目な性格で，今まで不整脈と薬の関係を理解しようといくつか心電図の本を買って勉強しようと試みました．でも，いくら読んでも難しくて，何がポイントなのかもさっぱり分からなかったのです．

ひろし　自分自身が医師の指示の意味を理解できていないのに，「先生の指示に従ってください」と指導するのは本当は良くないよなぁ．

そんな日々が続いていたある日，廊下で幼馴染のみさに声をかけられました．

みさ　久しぶり，ひろしくん．元気？
ひろし　みさ！どうしたの，いきなり．なんでここにいるの？
みさ　実は，4月からここで後期研修をすることになったの．
ひろし　へーっ，そうなんだ．何科で研修なの？
みさ　循環器内科．
ひろし　循環器内科？！不整脈の薬とか心電図とか難しくない？正直僕はさっぱりなんだ．
みさ　まだ後期研修医だから，分からないことも多いよ．でも，最近は分かるようになってきたかな．

流石だとひろしは思い，また全然分かっていない自分が恥ずかしく思えてきました．でも，本当にみさは理解できているんだろうか？とちょっぴり疑う気持ちもあり，意地悪く質問をしてみました．

ひろし　発作性上室性頻拍ってよく分からないんだけど．
みさ　それはね，例えば心室の筋肉の一部が何かのきっかけで電気信号がリエントリーを起こして，そこから…
ひろし　待って待って．ごめん，全然ついていけない…．すごいね．ちゃんと不整脈のことが理解できてるんだね．すごいなぁ．
そうだ，今日から一緒にこの職場で働くわけだし，ぜひ僕に不整脈のことを教えてくれないかな？実は，もう現場にでて2年になるけど，正直いまだによく分かってないのがこの不整脈のところなんだ．

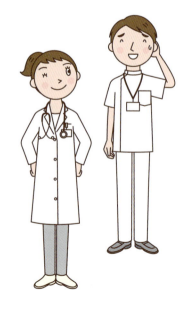

1 心電図には色々な種類がある

みさ　いいわよ．教えることで私も勉強になるから．うまく教えられないかもしれないけど，それでもいい？ところで，ひろしくんは今までどんな本を買って勉強しているの？

ひろし　ちょっと待ってて．持ってくるから．

ひろしは薬剤部に戻り，1冊の本を持ってきてみさに見せました．

ひろし　これだよ．

みさ　この本有名ね．私も知ってる．ひろしくんはこれ読んで，すぐに心電図のこと理解できた？私も持ってるけど，これって辞書代わりに使えるくらい細かく説明されているけど，いきなりこの本から始めるときっと私でも挫折するわよ．

ひろし　だって，心電図を勉強したいって言ったら，この本がいいってある先生から勧められたから….

みさ　そっかあ．でもね，ひろしくん．あなたは薬剤師だから薬剤師にとって分かりやすく例えてみると，もし誰か初心者に，薬理学を勉強するからいい本を紹介してって言われて，いきなりグッドマンギルマンを紹介する？あの本は，ある程度薬理学が分かっている人にとっては辞書代わりで何でも載っていてとってもいい本だけど，初心者が読むには難しすぎると思わない？この心電図の本も同じよ．それに，これは12誘導心電図の解説本．不整脈の勉強をするのに，12誘導心電図から学ぶのは実際的ではないわ．モニター心電図から勉強するのがリーズナブルよ．

ひろし　モニター心電図？心電図って12誘導心電図だけじゃないの？

みさ　違うのよ．心電図には色々あるの．12誘導心電図にモニター心電図でしょ，それ以外にも，ホルター心電図，運動負荷心電図，加算平均心電図….

ひろし　待って待って．そうなんだ．心電図に色々種類があることも知らなかったよ．それぞれどういうものなの？

心電図にはどんな種類があるの？

みさ　じゃあ，それぞれの心電図について簡単に説明するわね（**図1**）．まずは，ひろしくんも知っている12誘導心電図．これは，最も一般的に用いられる心電図の検査法で，定期健康診断などでもよく使用されているからおなじみだと思うけど．ベッドに横たわった状態で，両手両足と心臓のまわり6ヵ所に電極を装着し，心電図波形を記録する．四肢から得られる四肢誘導と，心臓

a 12誘導心電図

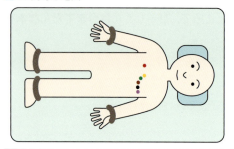
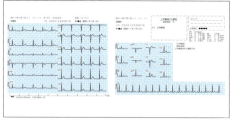

- 12ヵ所の電極から心電活動を測定する(四肢誘導と胸部誘導).
- 波形の違いから心臓の状態,例えば心筋虚血や壊死の部位,心筋肥大の有無,不整脈など伝導障害の状態,KやCaなどの血液電解質の濃度の高低などを知ることができる.
- 記録時間は短時間.

b モニター心電図

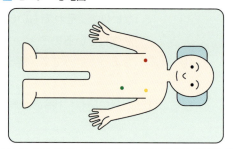
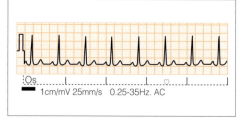

- 12誘導のうち四肢誘導の主にII誘導のみを採り上げて,不整脈などの伝導障害の状態をチェックする.
- 長時間の心電図管理が可能.

c ホルター心電図

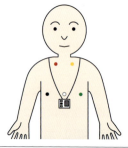
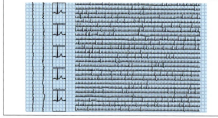

- 患者にホルター心電計を携帯させ,24時間心電図を記録可能.
- 病院など,時空間的に限られた測定方法ではないため,自宅で測定可能.
- トレンドグラム*があり,不整脈の回数や脈の回数なども示される.

d 加算平均心電図

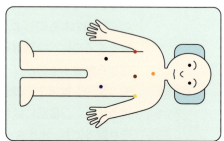
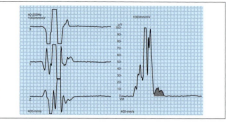

- 12誘導心電図では記録できない心内微小電位を体表から検出する.
- 重症心室性不整脈の発生予測に有用な非侵襲的な検査法の一つ.

図1

*:トレンド(trend)は,傾向,動向など物事の流れを表す.これをグラフにしたものをトレンドグラムと呼び,STレベルトレンドグラムや心拍数の瞬時トレンドグラム,重ね合わせ波形,圧縮波形などがある.

1 心電図には色々な種類がある

付近から得られる胸部誘導を合わせた12の誘導波形を組み合わせることで，心疾患の診断を行ったり，部位を特定することができるの．短時間の検査に適しているわ．

次に，モニター心電図．これは循環器病棟やICU，オペ場でよく見かけると思うけど，12誘導心電図と違い情報量は少ない反面，長い時間心臓の状態，主に不整脈の有無を観察できて，しかも簡便なの．モニター心電図をしっかりマスターしてかつ12誘導の知識もあれば，モニター心電図で12誘導心電図の情報を得ることもできるテクニックもあるけど，その域まで到達するには，まずしっかりモニター心電図をマスターすることね．

ホルター心電図は，小型軽量の装置を身につけて，日常生活中の長時間（24時間）の心電図波形を記録して，これを解析する検査よ．いつ起こるか分からない不整脈波形を捉えたり，冠動脈がけいれんする冠攣縮性狭心症みたいに労作と無関係に夜や早朝に多く見られる場合などには，とても便利なの．短時間の心電図検査や負荷心電図検査では診断がつかない場合，実生活の中で心電図を記録し続けるこのホルター心電図検査はとても有用なの．

最後に，加算平均心電図．これはどこの病院でもやっているという訳ではないし，とても特殊で，不整脈の原因となる心室遅延電位のような心臓微小電位を体表面から記録するんだけど，心室遅延電位や心臓微小電位という言葉はちょっと難しいわね．すごく簡単に言えば，不整脈が起こる可能性があるかないかを調べるための心電図と思ってくれるといいわ．

> **ポイント**
> ▶ モニター心電図と12誘導心電図，ホルター心電図，加算平均心電図の違いを簡単に説明できるようになろう！

薬剤師に知ってほしいこと

不整脈の知識を勉強するためには，モニター心電図をマスターすれば事足りる．12誘導心電図は，12誘導でしか分からない心臓の状態をチェックするために使用する．この違いをしっかり認識せずにいきなり12誘導心電図の勉強をすると，迷路に迷い込んでしまう．まずは，モニター心電図をしっかりマスターしよう．

2 BLSは薬剤師必修だ！

不整脈心電図事始め

ある日の昼休み，食堂で急にみさがひろしに話しかけてきました．

みさ　この前ね，道に人が倒れてたの．一瞬びっくりしたけど，近寄っていって，大丈夫ですかって呼びかけたら，はいって答えてくれたからよかったんだけど，もし意識がなくて脈も呼吸も止まっていたらどうしようって一瞬焦っちゃった．でも，その時ふと思ったの．AED持ってきてって叫んでも，誰か持ってきてくれるのかなぁ？って．ひろしくんはすぐにAEDって言われたらどこから持ってくる？

ひろし　そうだなぁ，今ぱっと思い浮かぶのは駅くらいかなぁ．

みさ　そうね．最近どこの駅でも見かけるようになったわね．でも，駅が近くにないときは？

ひろし　どうするって言われても…．

みさ　でしょう？ 突然の心肺停止患者を救命しようとすると，本当は一家に一台AEDがあった方がいいくらいだって言われているんだけどね．

ひろし　さすがに一家に一台は無理でも，せめてもう少しいろいろなところにAEDがあった方がいいね．

みさ　そうでしょ？ それで，これを機会にちょっと調べてみたの．最近はAEDを設置しているコンビニエンスストアもあるみたいね．全国にたくさんコンビニがあるから，いざとなったらコンビニを探すのもいいわよね．でも，それでも足りないと思わない？

ひろし　そうだね．他にどこにあればいいかなぁ？

みさ　私いろいろ考えたんだぁ．それでね，街の薬局に置くのはどうかなって．薬局も全国津々浦々あるでしょう．それに，今では薬剤師も医療の第一人者なんだし，薬局が医療機関としてこれまで以上に存在価値を高めるには，全国の薬局にAEDを設置して，さらに薬剤師が全員BLSの研修を受けてみんな

AEDを使えるようになれば本当にいいと思わない？ AEDが必要なら薬局を探せ！ 全国の薬剤師さんが一次救命処置（BLS）もできるというのが常識になれば，本当に多くの人の命が救われるようになるし，薬剤師さんも医療従事者として今まで以上に頼られる存在になると思うんだ．

ひろし　とても良いアイデアだね．それに，実際患者さんが街の薬局に薬をもらいに行って，待っている間に容体が急変してAEDが必要になることがあるかもしれないもんね．今では申請すれば薬局で簡易血液検査もできるようになったんだから，AEDもBLSも当然，ってなるといいね．

みさ　BLSや，その上の二次救命処置（ACLS）プロバイダーの資格を得るためには不整脈のことを知っておかなければならないし，不整脈のことを知ろうと思えばおのずとその延長上にはBLSやACLSが関わってくるわね．
という訳で，まずはBLSに関わる心電図を勉強しましょう！ 今日仕事が終わったら時間作ってね．

ひろし　そうくるとは思わなかった（笑）．

患者さんに心電図のことを説明できる？

仕事が終わり，2人は駅前の喫茶店に集まりました．

みさ　という訳で，私の心電図個人授業始めようと思うんだけど，その前にちょっと確認の意味も含めて基礎のおさらいね．

ひろし　基礎は任せておいて．何冊も心電図の本買ったけど，全部最初の部分だけは完璧に読んでいるから（笑）．でもだんだん難しくなって，いつもそこで力尽きるんだ（苦笑）．

みさ　それではひろしくん，心電図って一体何を調べる検査だと思う？ もし患者さんに心電図ってなに？って質問されたらどう答える？

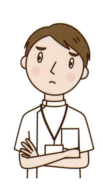

ひろし　そういう質問が一番答えるのに苦労するんだよね…．まぁ，不整脈が起こっていないかどうか，心臓に異常がないかどうかを調べる検査って説明するかな？でも，うまく説明できないなぁ．

みさ　そうよね．私も，研修を始めたころに，同じ質問を指導医の先生からされたの．で，教えてもらったのよ．よく分からないときは国語辞典，特に小学生用の国語辞典を調べてみるといいって．そこで本屋さんに寄って，"心電図" って調べてみたの．するとこんなふうに書いてあったわ．
"心臓の動きによって起こる電流の変化を記録する図．心臓の病気の検査に使われる" って．つまり，心臓は電気を発し，その電気の流れの変化で病気が分かるということね．その電気信号を記録したものが心電図なのね．

エレファントボックスって？

みさ　この前，不整脈の勉強をするのに12誘導心電図じゃなくてモニター心電図を勉強する方が簡単って言ったと思うけど，じゃあモニター心電図と12誘導心電図の違いって説明できる？

ひろし　……．

みさ　ごめんごめん．まだモニター心電図の本買ってなかったよね．私が説明するね．この絵を見て（図1）．この絵に描かれている箱の中に，ある動物がいるの．

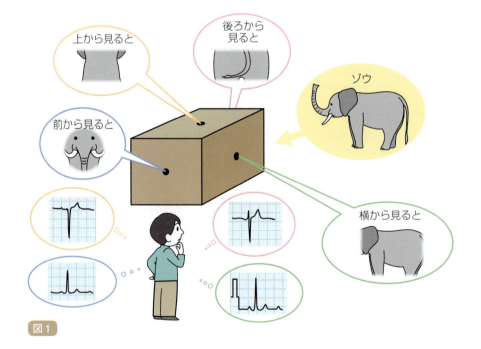

図1

なんだと思う？箱には前後左右と真上に穴が開いていて，その穴から中を覗くことができるの．さあ，覗いてみたとしましょう．横穴からは大きな耳と足と胴体が，前の穴からは長い鼻と牙が，後ろは尻尾が，上からは大きな背中が見えたとするでしょう．これら一つ一つの視覚からの情報を総合して，中にいる動物が何かって考えると，答えは象だったという話．

このエレファントボックスの話，同じように人間の身体に当てはめてみるわよ．心臓＝象に，視覚情報＝心臓からの電気信号に置き換えるわね．心臓は色々な方向に電気を発しているでしょう．この電気信号を水平面と垂直面で集めてきて，その情報から得られる特徴を総合して，心臓がどんな状態なのか，どこの動きがおかしいかって調べているのが12誘導心電図なの．

そうすると，1つの波形の情報しかないモニター心電図って一体どんな意味があると思う？実は，この1誘導からの情報は，心臓がリズム正しく動いているかどうかっていう一点だけを絞って見ていると言っても過言ではないわ．分かる？

ひろし なるほど．モニター心電図って，命に関わる不整脈を見逃さないために心臓のリズムを見る道具っていうことだね．

みさ そうなの！

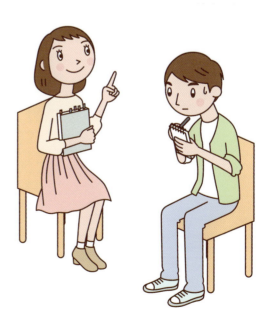

初心者の心得,常に正常波形と見比べよう

みさ あと一つ,大切なことを教えておくわ.どんなことでもそうだけど,正常を知っているから異常と区別できるものでしょう.今までいろいろな参考書を買って勉強しているはずだから,正常な心電図波形ってどんな形をしているか,P波・QRS波・T波がどんな形をしているかとかは当然知っているわよね.

ひろし 知ってるよ,それくらいは.

みさ じゃあ,私が用意してきたこのモニター心電図の正常波形(図2),12誘導心電図のうちどの波形と一緒か分かる?

ひろし えっ?分かんないよ.

みさ そうね,意外と看護師さんも知らないのよ.医師でも循環器医以外は知らない人もいるわ.実は,12誘導のうちの四肢誘導のⅡ誘導と一緒なの.

ひろし へーっ.

みさ 細かいことは説明しないけど,解剖学的にⅡ誘導が一番P波とQRS波が分かりやすいの.その理屈でいけばV1誘導も分かりやすい.ちなみに,日本ではモニター心電図はⅡ誘導と同じ波形と覚えればいいんだけど,アメリカではV1誘導を使っているわ.この12誘導心電図を見てみて(図3).ここのところ,1つの誘導だけ長く記録されているでしょう.これがⅡ誘導なのよ.

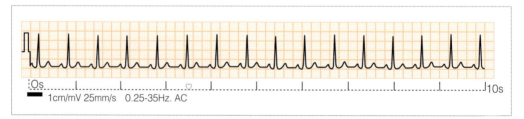

図2

2 BLSは薬剤師必修だ！

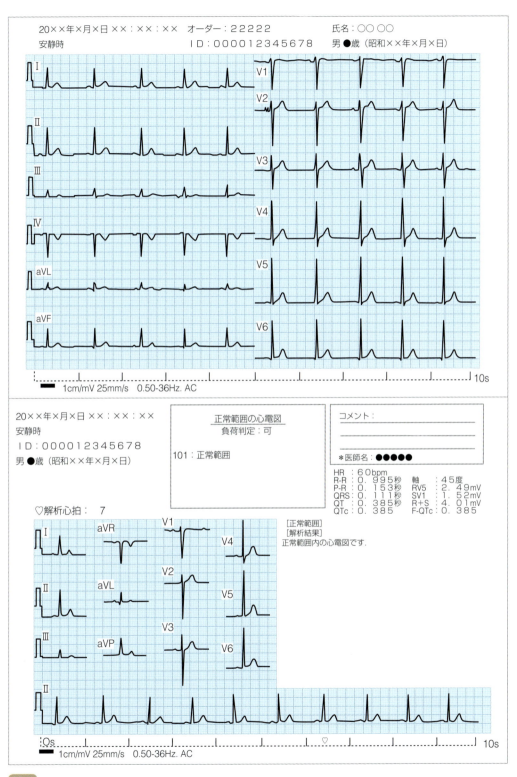

図3

みさ　今日持ってきたこの正常波形，ひろしくんへのプレゼント．何のためにこの正常波形がいるかというと，自分が見た波形が正常かどうかを比較するために使ってね．他の波形を見て分からないときは，いつでもこの波形とどこが違うか比べるのよ．心電図初心者のうちはとても大切なことよ．あと，どれがP波でどれがQRS波で，PQ間隔は何メモリまでで，とか覚える必要があるの（図4）．

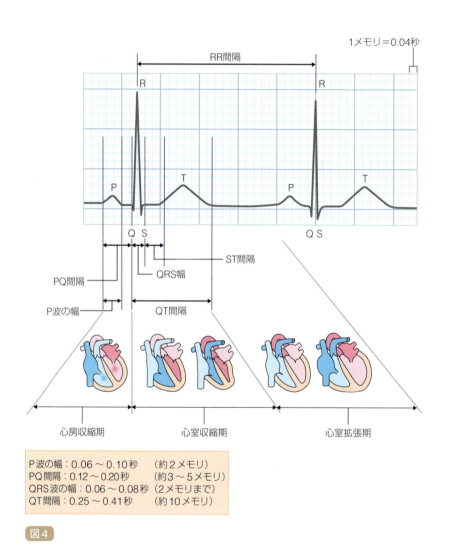

図4

超緊急の波形はたった3つ

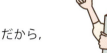

みさ　ここまでは簡単ね．じゃあ，次にこれから私が見せる3つの波形を正常と比べましょう．
まずこれ（図5）．これは流石にどんな状態か分かるわよね．

ひろし　心臓が完全に止まっている波形だね．だから，P波もQRS波もない．

みさ　そう．その勢いで次ね．これはどう（図6）？

ひろし　モニター心電図は波打っているけど，正常心電図と違って，どれがP波でどれがQRS波か分からないなぁ．ただ不規則に揺れているだけって感じかな．

みさ　そうね．これは心臓の筋肉が単に不規則に動いている状態ね．これはVF（心室細動）っていうんだけど，心臓って普通は規則正しくP波・QRS波って順番に動くから，心臓から血液が出ていけるんだけど，この波形のように不規則に心臓が収縮すると，血液は心臓から出ていけないのね．図5の波形は，心臓が完全に止まっているから血液が心臓から出ていけない．図6も，動いてはいるけ

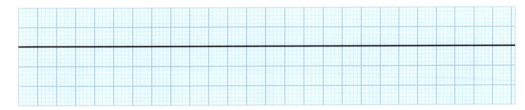

図5

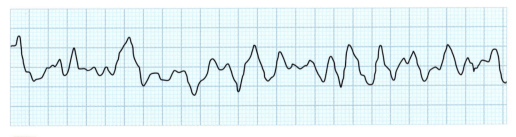

図6

ど必要量の血液は全く心臓から出ていけない状態ね（図7）．

これはどう（図8）？ある意味規則正しいわね．でも，正常の波形と比べても，どれがP波でどれがQRS波かも分からない．実はね，この波形はVT（心室頻拍）というんだけど，短時間なら心臓から血液もある一定量出ていけて普通なの．でも，この状態がずーっと続くと心臓から血液が送り出せなくなって，やっぱり命に関わる危険な状態になるの．だから，まだ意識があるときは脈も触れるんだけど，意識がなくなると脈も触れなくなるの．特に脈が触れなくなった場合をpulseless VT（無脈性心室頻拍）と呼んで区別しているの（図9）．

みさ　じゃあ，最後はこれ（図10）．どう？

ひろし　これは，P波だけでQRS波がない波形だから…P波があるから心臓からは電気信号が出ているけど，QRS波がないから，きっと心臓から血液が送り出せないんじゃないかなぁ．

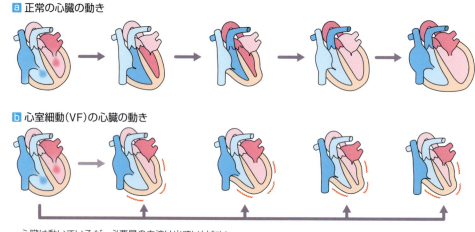

a 正常の心臓の動き

b 心室細動（VF）の心臓の動き

・心臓は動いているが，必要量の血液は出ていけない．

図7

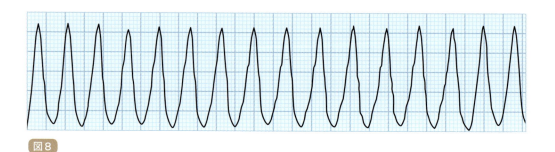

図8

2 BLSは薬剤師必修だ！

みさ 理解できてきたみたいね．ひろしくんが思ったように，QRS波形がしっかり出て初めて全身に血液が送り出せるんだけど，この場合は心房からの電気信号が心室に伝わっていない状態で，結果心室が収縮していないので，心臓が機能していない状態という意味で心停止なのよ（図11）．

a 正常の心臓の動き

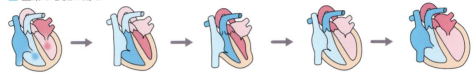

b 心室頻拍（VT）の心臓の動き

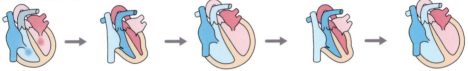

- 脈は触れているが，心拍出量が少ない．

c 無脈性心室頻拍（pulseless VT）の心臓の動き

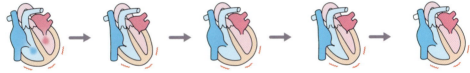

- 脈が触れず，心拍出もない．

図9

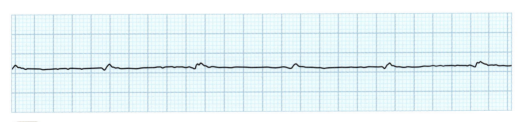

図10

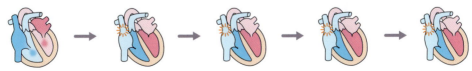

- P波は発生するが，電気が伝わらない．
- 心房のみが収縮し，心室は動かない．

図11

ひろし　なるほど．
みさ　この3つ．心停止・心室細動・脈のない心室頻拍という波形を見たら，条件反射のように危険→心肺蘇生（CPR）開始，さらにVFとpulseless VTの場合はAEDを使うって知っておくことが大切ね．この3つの波形をBLS講習会で習うの．簡単でしょう！
　　　ちょっとしゃべりすぎちゃったから疲れた．今日はここまでにしよう．
ひろし　ああ，そうだね．ありがとう．じゃあ，今日はご飯おごるね．好きなもの食べて．
みさ　じゃあ，ビールもね！
ひろし　えっ（汗）．

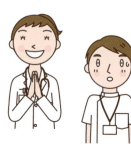

| ポイント | ▶ BLSの重要性を認識し，講習会に参加しよう！
▶ エレファントボックスを理解し，モニター心電図と12誘導心電図の違いを説明できるようになろう！
▶ 一般の12誘導心電図とモニター心電図，12誘導の何誘導がモニター心電図と同じか？
▶ BLSに出てくる波形は何か覚えよう！ |

薬剤師に知ってほしいこと

今では一般人でもBLSの講習会に参加する時代．医療の第一人者である薬剤師も，当然BLSの出てくる心電図波形はしっかり認識できるようになっておこう．そうして，もし病棟で患者が急変した場合や，道で人が倒れていた場合は，心肺蘇生をしながら人を集めてAEDを探してきてもらおう．実際にこのような緊急現場に遭遇したとき初めて，AEDの場所を把握している重要さが認識できるだろう．

3 初心者の段階で最も必要な知識はこれだ！

ひろしがバスに乗っていると，みさが「待ってください！」とバスに駆け込んできて，息を切らしながらひろしの横の席に座りました．

ひろし 昔から変わってないなぁ，そのバタバタした感じ（微笑）．
みさ そうそう変わらないわよ．それより，モニター心電図の本は何か買った？
ひろし まだ．一度本屋には行ったんだけど，どれが良いか分からなくて．
みさ 今度一緒についていってあげるから．じゃあ，この朝の時間を使ってちょっとだけ勉強しようか．
ひろし ここで？
みさ 紙と鉛筆はいらないわ．私の話が理解できればそれでいいから．

心拍数と症状からどこまで推測できる？

みさ 本格的に心電図を勉強する前に，ぜひとも理解しておかなければいけない話なんだけど，まずはヒトの心拍数ってどれくらいだと思う？
ひろし どれくらいって……そうだなぁ．80回/分ってところかなぁ．
みさ まあ間違いではないけど…でも，正常範囲ってあるじゃない．どのくらいが正常範囲の心拍数だと思う？前に買った12誘導心電図の本にも書いてあったと思うけど？
ひろし ……．
みさ 医師以外の医療従事者の多くが意外に知らないのよねぇ．私も医学生のころ，やっぱり同じ質問を先生から受けたの．正直，ほとんどの学生が答えられなかったわ．だから安心して．でも，とても重要なの．一般に，1分間あたり60回から100回までが正常範囲内．ただ，高齢になるにつれて脈が遅くなる人もいるから，50〜100回/分としている施設もあるわ．
ひろし そうなんだ．

みさ　心拍数に関する知識はとても重要なの．なぜ重要かってことをしっかり理解するために，心臓について整理するわね．ここからはちょっと難しいかもしれないけど，しっかり咀嚼して理解してね．

ひろし　分かった．

みさ　心臓は規則正しく動いていると，普通心電図ではP-QRS-Tのパターンを繰り返すでしょう．これは言い換えると，心臓が"収縮"と"拡張"を規則正しく繰り返しているっていうことなんだけど，ここからがポイントよ．まず，心臓はP-QRS-Tのリズムなら，どんなに脈が速くなっても基本収縮にかける時間はほぼ同じ．一方，拡張にかける時間が減るの．逆に脈が遅くなると，収縮にかける時間は同じで拡張にかける時間が増えるの．

ひろし　へぇー．

みさ　すごく大雑把だけど，例えば脈拍が50回の人が100回打つと，1分間あたり倍量の血液が心臓から全身に送られる計算になるわよね．

ひろし　じゃあ，150回なら3倍の血液が送り出されるってことだよね．

みさ　だといいんだけど，実はそう簡単じゃないの．心臓は収縮することで血液を送り出し，いろいろな臓器に血液，つまり酸素や栄養を送り出すの．だから，もし50回の脈の人が150回なら，3倍の酸素や栄養がさまざまな臓器に送られる……ならいいんだけど，実はそうじゃないの．心臓も臓器でしょう．だから，ちゃんと機能するためには血液が必要なんだけど，心臓自体へは，大動脈を出たその直後，バルサルバ洞のところに冠動脈の入り口があって，そこから血液が流れ込んで冠動脈（心筋）に送られるの．他の臓器とは違って，収縮期より拡張期にたくさん血液が流れるの（図1**a**）．

ひろし　他の臓器と逆なんだね．

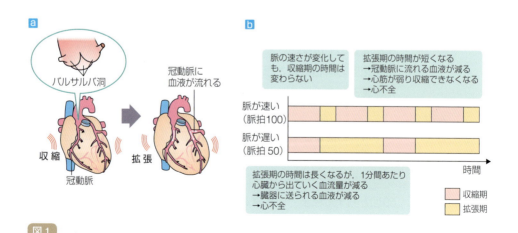

図1

みさ　そうなの．だから，もし心拍数が50回/分のときと100回/分のときを比べると，どちらも収縮期の時間は同じとすると，拡張期の時間は100回/分のときは50回/分のときより短くなるでしょう．つまり，心拍数が速くなると冠動脈に流れる血液が減る，酸素や栄養がいきわたる割合が減るでしょう．実際は，少しの時間くらいは冠動脈の血流が減っても心筋も許容できるんだけど，100回/分以上の状態が長く続くと徐々に心臓の筋肉が弱ってきて心筋自体収縮できなくなって，結局全身にも血液が送り出せなくなって結果心不全になるわ．逆に脈が遅くなると，拡張期の時間は増えるけど，1分間あたり心臓から出て行く血流量の絶対量は減るでしょう．結果，心臓を含めて各臓器に送られる血液が減って，やっぱり心不全になるの（図1 **b**）．

ひろし　つまり，心臓は速すぎても遅すぎてもダメってことだね．それと，心不全には脈が速いことが原因で起こる心不全と，遅いことで起こる心不全があるということだね．

みさ　そうそう．だから，そういった意味で教科書的には心拍数の正常の目安が60〜100回になっていると考えると良いわね．

ひろし　じゃあ，110回/分とか50回/分は放っておくと問題なの？　うちの父なんかいつも50から60の間くらいって言っているけど，治療もしていないし．

みさ　そうなの．教科書上は一応60〜100回ってなっているけど，臨床の現場ではちょっと違うわね．人には個人差があるでしょう．だから，患者ごとに多少違いがあって，ざっくりいうと大体40〜120回/分の間にあって，患者の症状がなければ許容するかなあ．私は40台半ばから110ちょっとくらいまでは様子をみるけど，それ以上でも以下でも範囲を超えると治療するようにしているけど．

ひろし　へぇーっ．

みさ　例えば，もともと脈が90台の人が120になったとするでしょう．でも，もし発熱が原因なら，脈が速くなって当然．おおよそ，体温が0.5度上がったら脈は10上がるからね．もし原因が感染なら，薬で脈を下げたりせずに，クーリングの指示をだしたり，肺炎だったら抗菌薬を処方したりするわ．一方，発作性心房細動など不整脈自体が原因で脈が速くなった場合なら，抗不整脈薬を使う．

ひろし　なるほど．

みさ　いつも60の患者さんが90になったとしても，どちらも正常範囲だけど，本人が動悸として訴えるのであれば，やはり治療は必要なの．

ひろし　そっか．同じ速さでも原因が違うと治療もおのずと違うし，データ的には正常でも臨床的には異常ってことがあるんだね．

みさ　　そう．つまり患者の訴えや症状が大切なの．こういう場合，心電図はあくまで参考っていう感じになるわね．

ひろし　そういう目でカルテを眺めると，きっと先生の処方の意図も読めて面白いかも．

QRS幅が3メモリ以上には注意！

みさ　　もう着いちゃうわね．それじゃ，最後にもうひとつだけ．これは，今は覚えるだけでいいから．「QRS幅って3メモリ以上なら，危険なことが起こるかも」って覚えておいて！ただそれだけ．その意味は勉強するにしたがって徐々に分かってくると思うけど，とにかく「QRS幅が3メモリ以上は危険，危険よ！」

ひろし　わかった．とにかく「3メモリ以上＝危険」だね．バスの中の時間でとても大切なことを学べて良かった．ありがとう．

みさ　　じゃあ，また今度ご飯おごってね．

ひろし　やっぱりみさは変わってないわ（苦笑）．

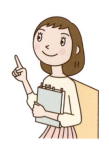

QRS幅が広い≒危険な心電図

バスの中でみさの講義を受けてしばらく経ったある日，ひろしは初めて心臓カテーテル検査を見学しました．治療が終わり，みさがカテーテル室から出てきました．

ひろし　お疲れさま．

みさ　　見学に来てどうだった？　面白かった？

ひろし　僕が知っている心電図波形って，いつも紙に打ち出されていて，変化はするけど瞬時に変わるっていうイメージじゃなかったんだ．だから瞬時に変化する心電図を，すぐにどんな状態なのか判断しているのが見れて，すごく刺激になったよ．

みさ　　そうね，確かに不思議な感覚かもね．ひろしくんは，カテ室に来ること自体あまりないから不思議かもしれないけど，病棟ではいつも看護師さんがモニター心電図を監視してくれていて，あれもリアルタイムに動いているわよ．まあ，そのうち慣れるって．

ひろし	そうだといいね.
みさ	それはそうと，この前バスの中で十分解説できなかったけど，QRS幅の話は覚えてる？
ひろし	覚えてるよ．QRS幅が3メモリ以上は危険ってやつでしょ？
みさ	そうそう．あれってなぜ重要か，なぜ危険って考えるか分かった？
ひろし	まだ調べてないよ．
みさ	……．
ひろし	だって，調剤を中心とした日常業務をこなすのが大変で，勉強できるのは仕事が終わってからだろう．疲れている日も多くて，帰ってから一人でやる気力がなかなかなくって．
みさ	それはそうだろうと思う．ごめん．そういえば，私が医師の初期研修を始めたころに，指導医の先生にこう言われたわ．「分からないことがあったら，メモをして家で調べようと思ってはいけない．研修期間中はそんな時間はない．分からないことはその場で聞いて解決しろ．耳学問が重要だ」って．
ひろし	確かになぁ．なるほど．
みさ	じゃあ，今からちょっとだけ耳学問ね．不整脈っていろいろあるけど，大きく分けると心臓の上と下，つまり上室性と心室性の不整脈に分類できるの．右心房や左心房が起源の不整脈と，右心室や左心室が起源の不整脈ってことね．じゃあここで質問．心臓は4つの部屋に分かれているけど，どの部屋が一番大切だと思う？
ひろし	どの部屋って……そうだなぁ，左心室かな？
みさ	当たり！よく分かってるじゃん．どの部屋も大切だけど，一番大切なのは心拍出量の変化に一番影響のある部屋，そう，左心室ね．さっきやってたカテーテル治療でも，結局左心室の機能を一番に考えて治療するわ．でもそこまで細かくなくてもいいけど，心電図を読むとき一番大切なのは，その不整脈が上室で起こっているか，心室で起こっているかなの．そこで，私たちは心室起源の不整脈かどうかっていつも気にするんだけど，それではここで問題．"それはどうして見分けていると思う？"
ひろし	どうしてって？……もしかして，QRSの幅，かな？
みさ	ピンポンピンポン，正解です！やるじゃん．私たちは，常にQRS幅が広いか狭いかを気にして波形を見るの．なぜって，結局生きていくためには心臓から血液が各臓器に十分必要な量だけ駆出されないといけないでしょう．つまり，しっかり左室が収縮してくれるってことね．もし，この左室から十分量の血液が出ていけない事態が起こったら大変でしょう．左室の収縮に関わる不整脈が一番困るの．そのとき便利なのが，このQRSの幅．上室性起源の不整脈ならQRS幅は狭くて，だいたい2メモリくらい．一方，心室性起源の不

　　　　整脈ならQRS幅は広くて，3メモリ以上なの（**図2**）．
みさ　この前，BLSのことを一緒に勉強したじゃない．あの時のVF（心室細動）やVT（心室頻拍）の波形，どこがQRS波かって言われても難しいと思うけど，幅が広いか狭いかっていう観点から見てみると広いでしょう．つまり，心室起源で危険っていうイメージね（**図3**）．
ひろし　なるほど，多くの場合，QRS幅が広い＝心室性＝危険なんだ．
みさ　そういうこと．じゃあ，そろそろ病棟に上がるね．
ひろし　ごめんごめん．

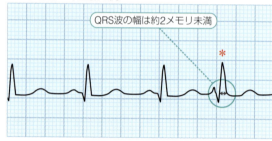

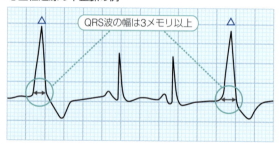

図2 不整脈の「上室性」と「心室性」起源と心電図の関係

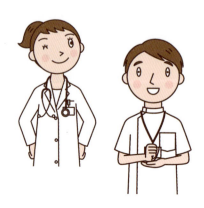

a VF（心室細動）の心電図

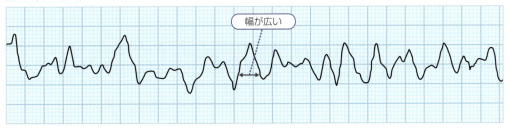

幅が広い

b VT（心室頻拍）の心電図

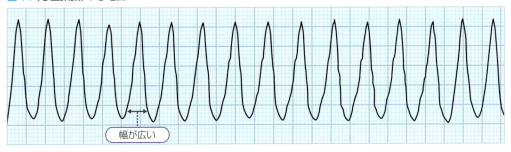

幅が広い

図3

> **ポイント**
> ▶正常心拍数の範囲を覚えよう！
> ▶データよりも症状が大切！
> ▶QRS幅は3メモリ以上＝心室性＝危険！というイメージを持とう！

薬剤師に知ってほしいこと

実際の臨床で一番大切なのは，症状．いくら心拍数が正常範囲でも，症状があり不快感があれば，治療が必要．また，心臓はその他の臓器と違い，主に拡張期に血液が流れる．さらに，心拍数が速くなっても収縮期にかかる時間は変わらないから，心拍数が速くなると，それだけ心臓は疲弊しやすい．QRS幅は常に気を付け，「幅が広い方が悪い」ということを覚えよう．

4 心拍数を瞬時に読む

心拍数と脈拍数って違うの？

しばらくお互いに忙しくて，同じ病院にいるはずなのにもう3日もみさの姿をみていないひろし．なんだかちょっぴりさみしさを感じながら，ひとり食堂でご飯を食べていました．すると突然，後ろから声がして…

みさ　今日は何にしようかなぁ？ ひろしくんはまたカレー？ たまには別のもの食べれば？ 身体に悪いわよ．

ひろし　みさ！ 最近忙しかったの？ 全然見かけなかったから．

みさ　そう？ 私はひろしくん何度か見かけたけど．

ひろし　えっ，そうなの？ 声かけてくれればいいのに．

みさ　さみしかった？

ひろし　そっ，そんなことないよ．

みさ　ところで，この前の復習はした？ 心電図を見分ける3つのルール，覚えてる？

ひろし　3つ？

みさ　そう．いろいろ言ったけど，代表的には3つね．一つは心拍数，もう一つはQRS幅，最後は臨床症状．

ひろし　心拍数，QRS幅，臨床症状．

みさ　そうね．現場では臨床症状が一番大切だってことも教えたよね．

ひろし　そうだった．

みさ　じゃあ，ひろしくんへ質問．心拍数と脈拍数の違いって知ってる？

ひろし　えっと…　同じように使っていたけど，言われてみると違う言葉だね．うーん…　どう違うんだろう？ 分からないや．

みさ　この違いをしっかり意識している医療従事者は意外に少ないかもしれないわね．例えば，波形が正常なヒトの心電図を見ながら，脈拍数を橈骨動脈で測定したとするわよ．すると，心電図のQRS波にほんのわずかに遅れて，橈骨

で脈が触れるのが分かるの．まあ，実際はほとんど同時に感じるかもしれないけど．これは，刺激伝導系を通って左室に電気が伝わって，しっかり左室が収縮した結果，大動脈上に血液が押し出されて，その押し出された血液が血管を押し広げながら橈骨動脈に届いて，その時に血管を押し上げる力が観察する人の指先に触れるからなの．

つまり，心拍数は心臓が1分間に収縮した回数で，脈拍数は末梢の動脈が1分間に拍動した回数なの．正常に心臓が拍動している場合は，脈拍数と心拍数は一致するんだけど，例えば予定より早く心臓が収縮する心室期外収縮や，心臓の拍動が正常より早くなる頻脈性不整脈の場合，この心拍数と脈拍数は一致しないことがあるの．なぜなら，心臓が弛緩して十分に血液が入ってくる前に収縮が起こると，心臓が拍動しても血液を十分に左心室から押し出すことができなくて，脈として感じられないからよ（**図1**）．分かる？

ひろし そうなんだ．つまり，心電図の波形で数えることができる心拍数と実際の脈拍数は違う場合があるってことだね．

みさ そうね．

話していると，昼の休憩時間はあっという間に過ぎてしまいました．そこで帰りに待ち合わせて，いつもの喫茶店で勉強することになりました．
みさを待たせることのないよう，急いで着替えて病院の玄関に向かったひろし．ところが，みさが先に待っていてくれました．

ひろし ごめん，待たせちゃった？ 先に来て待っていようと頑張って着替えてきたんだけど．じゃあ行こうか．はい，荷物持ってあげるよ，疲れてるだろう？

みさ えっ，ありがとう．荷物なんて持ってもらったことないから．やさしいね．

ひろし 普通，普通．

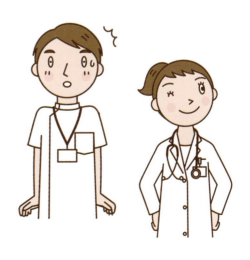

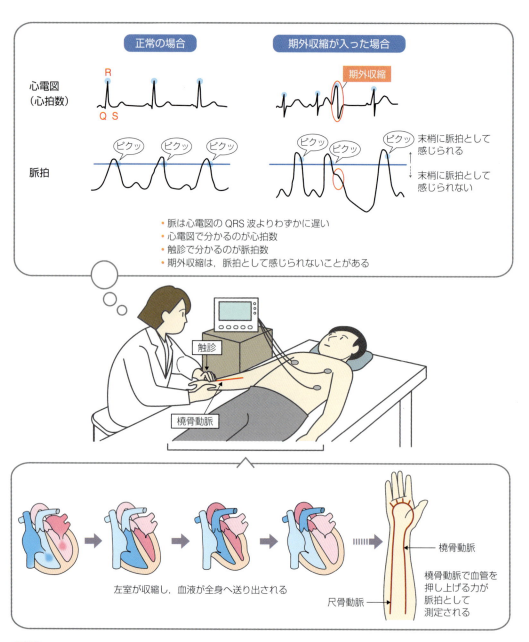

図1

心拍数が瞬時に分かる魔法の呪文

喫茶店でコーヒーを頼むと，みさは早速カバンから心電図のテキストを出し，適当に開いたページのモニター心電図を指さしました．

みさ　これ，心拍数はいくつ（図2 **a**）？
ひろし　えっ？　えっと…
みさ　これは100回/分くらいね．次，これは（図2 **b**）？
ひろし　えっと，えっと…
みさ　これはだいたい50回/分ね．じゃあ，これは（図2 **c**）？
ひろし　えっと……
みさ　これは75回/分くらいかな．次は…
ひろし　……ちょっといい？　どうしてみさはすぐに心拍数が分かるの？
みさ　すごいでしょう！　尊敬する？
ひろし　もちろん．で，どうして分かるのか教えてよ．
みさ　病棟では，この波の数を数えなくてもモニター心電図計が勝手に心拍数を読んでモニターに表示してくれるから，分からない時はそこを見ればいいわけだけど，このようにすでに波形が打ち出されていたりして，そこからすぐに心拍数がおおよそいくつか読み取らなければいけない場面って，臨床では多いものなの．そこで，一瞬にしておおよその心拍数が分かる方法をこれから教えるね．しっかりマスターしてね．
今見せた心電図波形を見直すね．まず，全ての波形がP-QRS-Tと連続しているのは分かるわよね．それで，2つのR波の頂点に注目するの．RR間隔が大きなマス目1個分か2個分か，3個分か…って数えてみて．

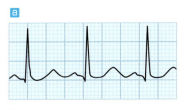
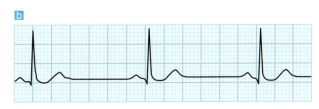
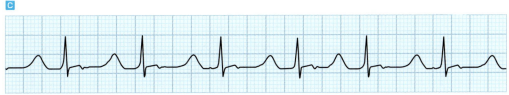

図2

| ひろし | 最初のは大きなマス目が3つくらいだね（図2**a**）．次のやつは，6マスくらい（図2**b**）．
| みさ | そうね．じゃあ，今から呪文を教えるわよ．私の言うとおり繰り返してみて．何度も何度も繰り返し唱えるのよ．「300-150-100－75-60-50－42」
| ひろし | えっ，ちょっと待って．もう一回言って．
| みさ | （早口で）「300-150-100－75-60-50－42」
| ひろし | 「300-150－100-75-60-50…」
| みさ | 「42」
| ひろし | 「300-150-100－75-60-50－42」
| みさ | 何度も．
| ひろし | 「300-150-100－75-60-50－42」，「300-150-100－75-60-50－42」，「300-150-100－75-60-50－42」．
| みさ | もう覚えたよね．
| ひろし | うん．
| みさ | この呪文の意味だけど，もしRR間隔が大きなマス目1個分なら心拍数は300回/分，2個分なら心拍数が150回/分，3個分なら100回/分というように，RR間隔からおおよその心拍数を知る時に使うの（図3）．この方法をマスターすれば，わざわざ計算しなくても瞬時に心拍数が分かるのよ．緊急の時など臨床で威力を発揮するわ！
| ひろし | なるほど！
| みさ | じゃあ，練習よ．この波形は（図4）？

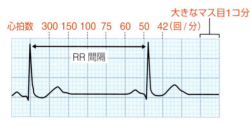

図3

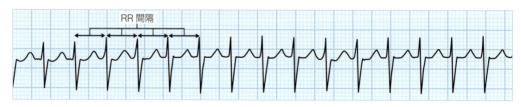

図4

ひろし	RR間隔の間に大きなマス目が1個あるけど，2個はないね．だから心拍数は300回/分未満で150回/分以上…って，こんな適当な感じでいいの？
みさ	OKよ．じゃあ次ね（図5）．
ひろし	これは，RR間隔の間に大きなマス目が8個分あるから…えっと，「300-150-100－75-60-50－42」だから，だいたい40回/分くらいなのかなあ？
みさ	その調子．じゃあこれは（図6）？
ひろし	これは心房細動の波形だね．RR間隔をみるとバラバラで，左2つ（❶❷）は大きなマス目で2個，その右（❸）が4個，一番右（❹）は7個ぐらいだから，心拍数は40〜150回/分と一定していないね．
みさ	当たり．良くできました．どう？そんなに難しくなかったでしょう．大切なのは，「300-150-100－75-60-50－42」と何度も声に出して覚えること．小学生の時に九九を覚えたように，何度も覚えるまで繰り返すのよ．
ひろし	でも，例えば72回/分とか66回/分って，正確に知る必要はないの？
みさ	計算すれば正確に分かるよ．でも，実臨床ではパッと見た瞬間に心拍数が速すぎないか，遅すぎないかを判断することが重要なの．瞬時の判断は慣れも必要．パッと見て，おかしいとすぐに気付くセンスが必要なのよ．どうしても薬剤師さんって職業柄細かいから，仕方ないところもあるんだけど．

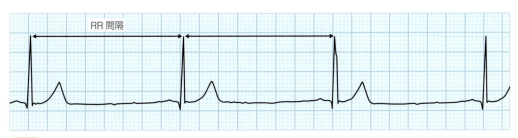

図5

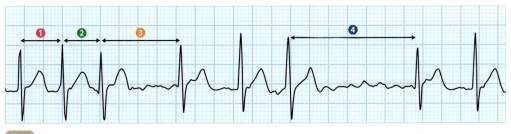

図6

みさ でも，かばんをさりげなく持ってくれるひろしくん，そういう細かい気配りは素敵だよ．

ひろしはドキッとしました．

> **ポイント**
> ▶ 心電図を見分ける3つのルールを言えるようになろう！
> ▶ 心拍数と脈拍数の違いを説明できるようになろう！
> ▶ 心拍数を一瞬で答えることができる呪文，「300-150-100－75-60-50－42」を覚えよう！

薬剤師に知ってほしいこと

心拍数と脈拍数という言葉をしっかり使い分けよう．また，おおよその心拍数が瞬時に分かるように訓練しよう．

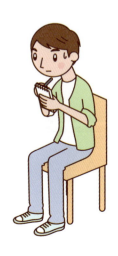

5 薬剤師はどんな時に心電図の知識を活かせるか

先週の日曜日，初めてBLSの講習会を受講したひろし．参加前にあった不安も，終わってみると少し自信に変わったように感じられました．

ひろし　これで，もし心肺停止の急変患者に遭遇しても，少しはうろたえることなくやっていけそうだなぁ．

みさに薦められて講習会に参加して良かった，と思いながら，ひろしは救急室に向かいました．
「さて，がんばって薬品の補充でもするか」と救急室の扉を開けたところ，挿管されている患者と，その横に徐細動器（DC）やモニター心電図の紙が散乱しているのを突然目の当たりにしました．一瞬ギクッとしましたが，次の瞬間，医師と看護師の会話が耳に入ってくるのが分かりました．

看護師　頭じゃなかったみたいですね．
医師　カリウムが1.8だったよ．これだろうなぁ．
看護師　家族の話ではこの1週間，下痢をしていたようで，脱水にならないようにミネラルウォーターを買い込んでかなり飲んでいたみたいですね．それに食欲もなかったようです．
医師　ジギ（ジギタリス製剤）飲んでいないようだなぁ．念のため，マグネシウムの検査外注しておいて．
看護師　はい．

一体何があったのか，会話の内容も気になりますが，どうも忙しそうで直接話しかけられる雰囲気ではなかったので，ひろしは傍にいた別の看護師さんにそっと小声で話しかけてみました．すると，「家で一度意識を失って倒れ，頭じゃないかと家族が心配になり救急車を呼んだ．救急車が到着する少し前に意識が戻っていて普通に話せたようだが，病院に搬送後，救急室に入るやいなやまた意識消失，すぐに心肺停止となったため，

心肺蘇生(CPR)を開始した．モニター上でVF（心室細動）だったので，DCショックをかけてなんとか心肺再開したが，呼吸状態がいまいち良くなく挿管になった」とのことでした．
ちょっとびっくりしたひろし．いつもはこんな状況を目の当たりにすると，舞い上がってしまい後になって何も覚えていないのですが，今回はそんなそわそわした感じにはなりませんでした．これも，先日のBLS講習会のおかげなのでしょう．

- ひろし　カリウム？マグネシウム？ジギタリス？ドクターは一体何をどのように考えているんだろう．あの会話，電解質異常とVFになんか関係がありそうだ．ちょっと調べてみよう．

昼休みになり，食事を簡単に済ませて病院の図書室へ向かったひろし．すると，辞書を片手に英語論文とにらめっこしているみさを見つけました．

- ひろし　大変そうだね，英語．
- みさ　あっ，ひろしくん（微笑）．そうなの，抄読会の準備なの．2ヵ月に1回は当たるの．嫌になっちゃう．
- ひろし　そうなんだ．大変だね．ぼくはあまり英語の文献を読まないから，感心するよ．
- みさ　ところでひろしくん，図書館って珍しいわね．何しに来たの（微笑）？
- ひろし　珍しいって言葉，ちょっと引っかかるけど（苦笑）．調べものがあってね．
- みさ　怒った？冗談よ，冗談．ごめんね．
- ひろし　怒ってないよ（笑）．ところで，勉強の邪魔して悪いんだけど，ちょっと話してもいい？実はさぁ，さっき…

ひろしは救急室での出来事を，みさに話しました．

- みさ　なるほど．で，ひろしくんは電解質異常とVFの関係を調べに図書館に来たわけね．偉い！でも，調べる必要はないわ．いつも言っているでしょう，分からないことはすぐに聞けって．医学の世界では耳学問が大切，って前に教えなかった？一人で調べることも大切だけど，せっかく身近に聞ける相手がいるんだから遠慮しないで．簡単にポイントだけ教えてあげるから，あとは時間がある時に，自分でじっくり調べて勉強してね．

そして，いつもの調子でみさの熱い講義が始まりました．こういうところが，みさに惹かれる理由なのかもしれません．

5 薬剤師はどんな時に心電図の知識を活かせるか

みさ　電解質って体内のいろいろなところで関わってくるから，この際難しい話は省略して，極論だけ話すわよ．さまざまな原因で最終的に血液中のカリウム，マグネシウム，カルシウムが低下すると，心電図上でQT延長（図1 **a**）が起こるの．QT時間は，知ってのとおりQRS波の始まりからT波の終わりまでの時間で，これは心室筋の活動電位持続時間に相当するのね．この活動電位持続時間は，心筋にとってすごく不安定な状態なんだけど，QT時間が延長すると，この心筋の不安定な時間が増えることになるでしょう．この状態でVPC（心室期外収縮）*がT波の頂上あたり，つまり心筋がとても不安定な時

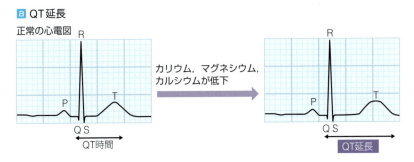

a QT延長

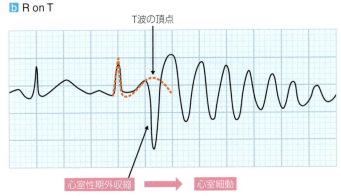

b R on T

T波の頂点あたりでVPCが起こったため，心室細動に移行した

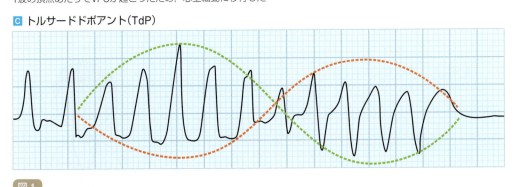

c トルサードドポアント（TdP）

図1

＊：VPCはventricular premature contractionの略です．premature ventricular contraction（PVC）とも呼ばれます．

期に起こると，これを"R on T"って言うんだけど（図1 **b**）．こうなると，TdP（トルサードドポアント）に移行する確率が非常に高くなるの．時には突然PVCなしにTdPになることもあるけどね．TdPは数秒でおさまることもあるけど，そのまま続くとpulseless VT（無脈性心室頻拍）やVFに移行するの．こうなると意識がなくなったりするのは分かるよね．あっ，ちなみにTdPっていうのは，QRS幅の振幅と周期が1拍ごとに変化して，基線の周囲をねじりながら振動する心室頻拍のことね（図1 **c**）．

ひろし 電解質異常を放置しておくと，致死性不整脈を誘発する可能性が高くなる．だから，よく教科書などで電解質異常のときにどのように補正するかって書いてあるんだね．ちょっと分かってきたよ．でも，下痢は何がどう関わるの？やっぱり電解質に影響するの？

みさ あっ，そこね．一般に下痢になると，便と一緒に体内のカリウムがどんどん体外に出ていくの．その結果，血液中の水分とカリウムが減るでしょう．本来，下痢のときは水分の補給に併せてカリウムも補給する必要があるの．昔，下痢をしたときりんごを擦ったのをおばあちゃんが作ってくれたんだけど，食べたことある？あれって，今思えば，不足したカリウムを補うのが目的だったんだね．

ひろし なるほど．あの患者さんは，下痢で水分とカリウムが喪失したのに，ミネラルウォーターで水分を補給した結果，体内のカリウムが不足して低カリウム血症になったんだね．それで，QTが延長する状態になって，不安定な心筋に不整脈が起こって，運悪くTdPからVF，心肺停止になったと考えられるんだね．

みさ そう推測されるわ．QT延長は他にマグネシウムやカルシウムの低下でも起こるってさっき言ったけど，この3つのイオン，カリウム，マグネシウム，カルシウムはお互いに影響しあっているらしいの．機序はいまだに不明なんだけどね．だから，医師はいつもこの3つのイオン濃度は気を付けるようにしているわ．特にカリウムとマグネシウムが重要ね．カリウム濃度とカルシウム濃度はすぐ検査できる病院が多いけど，マグネシウムは外注のことが多いかな．

ひろし そうなんだ．

5 薬剤師はどんな時に心電図の知識を活かせるか

みさ QT延長は，他に徐脈でも起こるし，薬の相互作用で起こることもあるわ．どんな薬で起こるかってことは，ひろしくんの方がよく知っていると思うけど．結局，QT延長が起こる原因，つまりどんな病気でカリウム，マグネシウム，カルシウムの濃度が低下するか，どんなときに徐脈になるのかとか，どんな薬で誘発される可能性があるのかをあらかじめ予測しておかないといけないの．例えば低カリウム血症の原因なら，カリウムの摂取不足，排泄過剰，細胞外から細胞内へのカリウムの移動，の3パターンがあるの．何らかの原因で食事ができなくなると，カリウムの摂取不足になるのは分かりやすいよね．排泄過剰の場合は，今回のように消化管からの下痢，ときに嘔吐，腎臓からの排泄が増える場合なら利尿薬を多用していないかとか，原発性アルドステロン症，尿細管性アシドーシスやクッシング症候群などの疾患があるかどうかもあらかじめ知っておくのが重要ね．細胞外から細胞内へのカリウムの移動では，βブロッカー，高血糖の患者のインスリン投与，周期性四肢麻痺，代謝性アシドーシス，リフィーディング症候群などがあるわ．

ひろし 難しいなあ．名前くらいしか知らない病気もあってよく分からないけど，薬のことなら少し分かったよ．利尿薬の中に低カリウム血症を誘発するものがあるのはよく知っていたけど，βブロッカーも低カリウム血症の原因になることがあるのは知らなかったなぁ．
カリウム値は臨床的に高くても低くても困るんだけどね，今回は低いときの話に的を絞って説明を続けるわよ．

みさ じゃあ，今度はマグネシウムね．低マグネシウム血症の原因と言われて有名なところは，まずアルコール依存症の患者，これは，摂取不足と腎臓からの過剰排泄が原因ね．あと，消化管からの喪失．妊娠などもそうね．薬剤関係では，ループ利尿薬やチアジド系利尿薬使用による腎臓からの排泄過剰や，アムホテリシンB，シスプラチン，シクロスポリン，アミノ配糖体系など腎毒性が原因の場合もあるわ．疾患では，高カルシウム血症，副甲状腺腫瘍摘出後，糖尿病性ケトアシドーシス，アルドステロン，甲状腺ホルモンまたは抗利尿ホルモン（ADH）の過剰分泌，それと…

ひろし えっ，ちょっと待って．そんな一気にたくさん言われても．

機関銃のように出てくるみさの言葉に，ひろしは圧倒されてしまいます．

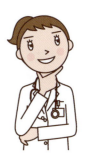

みさ 分かった．じゃあ，最後の低カルシウム血症は薬だけ挙げるね．有名なのは，高カルシウム血症の治療に一般的に用いられる薬が原因になること，つまり効きすぎね．あと，ビタミンD代謝を変化させる抗けいれん薬でフェニトイン，フェノバルビタールとか，あとはリファンピシンが有名かな．造影剤の一部でも報告があったかな．もう終わりにする？

ひろしの頭の中はもうパンク寸前でした．でも，これで終わりにするとみさに告げられた途端，ジギタリスのことを聞いていなかったことを思い出し，みさに言いました．

ひろし ジギタリスのことは？

みさ まだ大丈夫なの？でも気になるから聞いたんだよね．いいわよ，ジギタリス製剤の話．実は，低カリウム血症だとジギタリスの副作用が出やすいの．そのまま放っておくと，高度な徐脈からペースメーカーが必要になったり，QT延長から最悪心肺停止になったりすることもあるの．ジギタリスって血中濃度が高すぎてもダメだし，カリウム濃度が低すぎてもダメだし，いつも注意するようにしているわ．救急の先生がジギタリスって言ったのは，低カリウム血症の結果，QT延長からVFになったのか，それともジギタリスを飲んでいてその副作用でVFになったのかとか，いろいろ原因を考えていたんだと思うよ．

ひろし そうなんだ．心電図の知識をしっかり身につけた上で，患者さんがどんな薬を飲んでいるかを十分把握しておけば，あらかじめQT延長のリスクを予測できるし，入院中ならモニター心電図が必要かどうかも医師やスタッフに提案できて，未然に心肺停止になるのを防ぐこともできるかもしれないね．それに，薬剤師も常にカリウム，マグネシウム，カルシウムの値が低くなっていないか，ジギタリスを飲んでいないか，ジギタリスの濃度が高くなっていないか，電解質異常を起こす疾患には何があるかなど，病態も含めてしっかり勉強しておく必要があるってことがよく分かったよ．そうしたら，患者さんも助かるし，みさのことも助けられるってことだね．

みさ そうね，だから，これからは病棟が違っても，私の患者に関してはどんな薬を飲んでいるかちゃんと把握して，何か気になることがあったらすぐに言ってね（微笑）．

ひろし いいよ．やってみる！

みさ そういう素直なところがとても素敵ね，ひろしくん．

ひろしはまたドキッとしました．

5 薬剤師はどんな時に心電図の知識を活かせるか

午後からは日常業務が忙しく，8時少し前に帰宅したひろし．今日みさに教えてもらったことを復習しようと，パンを片手に本をパラパラめくり始めました．
「カリウムは高いときもダメって言ってたよなあ」と，みさの言葉をふと思い出しました．そうして本を読み進めていると，あるページに血清カリウム異常とその心電図変化が載っていました（図2）．

> **ひろし**　そうなんだ．カリウム濃度が低くなると，T波の次にU波が現れて，さらに低下するとT波が陰転化するんだ．一方，高カリウム血症になると，T波が徐々に高くなって，さらに高くなると，P波が消失したり，QRS幅が広くなったり，さらには波形がサインカーブのようになってVFに移行するんだ．

低カリウム血症と高カリウム血症での心電図の特徴を勉強したひろし．今度は，明日からの業務に活かせるように，QT延長をきたす薬を表にしようと薬の名前を紙に書き始めました．

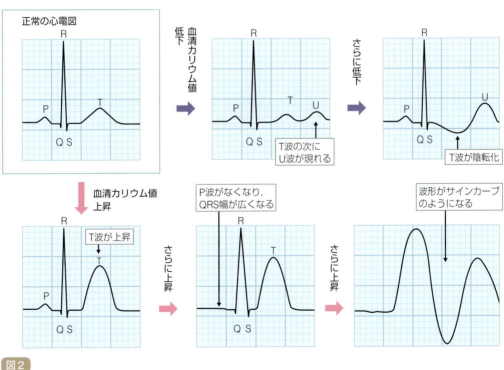

図2

> **ひろし** 抗不整脈薬は，キニジン，ジソピラミド，プロカインアミド，アミオダロン，ニフェカラント，ソタロール，ベプリジルなどかぁ．Ia群が多いって書いてあるけど，このVaughan Williams分類っていったい何なんだ？ まあ，今はいいか．次，抗菌薬．抗真菌薬はエリスロマイシン，クラリスロマイシン，スパルフロキサシン，と．向精神薬はアミトリプチリン，ハロペリドール，クロルプロマジン，ピモジド，チオリダジン．抗アレルギー薬はテルフェナジン，アステミゾール……

と書いていると，知らず知らずのうちに意識が遠のき机の上で寝てしまったのでした．

ポイント
- ▶ 電解質異常と心電図の関係を覚えよう！
- ▶ どんなときに電解質異常をきたすのかを覚えよう！
- ▶ QT延長はどうして危険なのかを説明できるようになろう！

薬剤師に知ってほしいこと

心電図を勉強して日常業務にどのように役立てるかの一つの例として，今回は心電図と電解質，薬の関係をピックアップした．心電図に限らず，医師が当然知っていて薬剤師が知らない基本的臨床医学知識の中には，このような宝物がたくさん埋まっている．まだ誰も気付いていない宝物もあるだろう．ぜひ，今日から宝探しを始めてみませんか？

6 4つのステップで不整脈を見分ける①

ある日曜日．窓から差し込む日差しが眩しくて，朝早くから目覚めてしまったひろし．いつもならもう一眠りするところですが，今日は事情が違いました．なぜなら，朝からみさのマンションに行くことになっていたからです．

～金曜日の夕方，とある病棟にて～

- みさ　ひろしくん．
- ひろし　なに？
- みさ　今度の日曜日，うちに来ない？しばらく心電図の講義もしてなかったでしょう？
- ひろし　そうだね．でも，せっかくの日曜日なのにいいの？
- みさ　ひろしくん，その日何か用事があるの？
- ひろし　いや，何もないけど．
- みさ　じゃあ，日曜日絶対にうちに来てね．
- ひろし　みさの家？
- みさ　そうよ，今借りているマンション．

という訳で，ひろしはみさの家にやって来ました．はじめて訪れたみさのマンション．玄関には真新しいスリッパが用意されていました．部屋に通されると，テーブルには女の子らしく小さな花が飾られており，そしてその脇には，今日の勉強で使うであろう本が何冊も積まれていました．
窓の外に目を移すと，真っ青な空と緑の山並みが広がっていました．その山の尾根を眺めていると，ひろしはふと心室細動（VF）の波形を思い出しました．その波形はまるで，今のひろしの心を表しているようで….
と考えていると，みさが部屋に来ました．

| みさ | そこに座って．いまコーヒー入れるから．
| ひろし | ありがとう．いいマンションだね．広くて綺麗で景色も良くて．こんなところに一人で住んでるんだ．
| みさ | そうよ．気に入ってくれた？
| ひろし | とっても．それと，これ差し入れ．好きだったよね．
| みさ | チョコレートだ！ありがとう．覚えていてくれてたのね，私の一番の好物！
| ひろし | 高価だし一人で食べるのに買うことはないけど，いつもみさにはお世話になっているから奮発して買ってきた．今日の授業料の代わり．
| みさ | ありがとう，とっても嬉しい．チョコレートでテンションも最高潮．

みさはコーヒーカップを置くと，ひろしの左横の椅子に腰かけました．椅子を少しひろしの方に近づけると，いつも以上の調子でみさの講義が始まりました．

| みさ | さあ，今日は心電図の読み方の勉強で一番大切な"4つのステップ"についてのお勉強よ．以前，心電図の勉強を始めたころ，「正常か異常か分からなければ，いつも正常波形の心電図と比べてね」って言ったと思うんだけど，ひろしくん，いつも比べてる？
| ひろし | 言われた通り，比べるようにしているよ．でも，実際比べてばかりだと，なんだかいつまで経ってもそれ止まりって感じで．
| みさ | そうね．いつまでも正常と異常を比べる方法にばかり頼っていては，それ以上の上達は望めないわ．初めて出会った心電図が正常か異常かをその場ですぐに判断するために，それと，将来モニター心電図だけじゃなくて12誘導心電図まで読んで理解できるようになるためには，正常と比べる以外に，いつも決められた手順で心電図を読む方法を身に付ける必要があるの．最終的には無意識にこの手順を行えるようになって欲しいんだけど，今からその手順，4つのステップを教えるわね．
| ひろし | ラジャー．

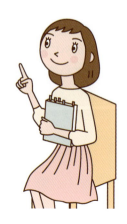

6 4つのステップで不整脈を見分ける①

みさ　12誘導心電図の本では，リズムのチェックに始まって，P-PQ-QRS-ST-T-U波と順番に細かく見ていくように書かれていることは，もうさんざんいろんな心電図の本を買って読んでいるひろしくんなら知っていると思うけど，実は，この手順をいつも無意識のようにできるようになることはとても大切なことなの．それを最小限に簡略化したのがこれから教える4つのステップよ．

> **【心電図を読む4つのステップ】**
> ▶ ステップ1：リズムを見る（RR間隔を見る）
> 　⇒一定のリズムが保たれているか．リズムは速すぎたり，遅すぎたりしないか．つまり，心電図波形が整か不整かを確認．
> ▶ ステップ2：P波を見る
> 　⇒P波があるかないか，またP波があればP-QRSが1：1でつながっていて，その幅（PQ間隔）が一定になっているかを確認．
> ▶ ステップ3：QRS幅を見る
> 　⇒幅が広い（3メモリ以上）か，狭い（2メモリ以下）かを確認．
> ▶ ステップ4：ST変化を見る
> 　⇒上昇か低下かを確認．ただし，本来モニター心電図ではST変化を見てはいけない（12誘導心電図を読む際は必要）．

みさ　さぁ，今からこの順番で，一つずつ一緒に見ていくわよ．

"リズムを見る"って？

みさ　心電図の勉強をしているひろしくんにとって，モニター心電図って最近気になる存在だと思うけど，波形に異常が出ているか出ていないかって，まず初めにどうして気付く？

ひろし　看護師さんが，バタバタ慌てて心電計の前で波形を眺めたり，波形を紙に打ち出しているときかな．

みさ　じゃあ，看護師さんはどうしていま波形がおかしいって気付くの？

ひろし　いつも規則正しくピッピッと音が鳴っているのに，急に音の調子が変わって，大きな音でピピピッとかピコンピコンとなるときに，何かあったのかなぁと気付くんじゃない？

みさ　そうね，ひろしくん．モニター心電計って，いつも音を出しているわよね．このピッ，ピッっていう規則正しいリズムに混ざって不規則なリズムが聞こえてくると，みんな異常だって気付くのよね．看護師さんはいつも忙しいから，ずっとモニターの前に座って波形の異常をチェックしている暇なんてないでしょ．音が出る理由は，モニター波形を見なくてもリズム音の異常で何か不整脈が起こったんだと判断できるようにするためなの．今までリズミカルだった音に，急に調子が外れた音が入ると，違和感があるよね．

ひろし　なるほど．

みさ　日常業務に追われながらも，医療従事者は常に音に敏感でなければいけないの．でも，音の変化だけで，どんな種類の不整脈かっていうところまでは分からない．そこで，異常波形が疑われたら，実際の波形を紙に打ち出すなどして解釈することになるわ．

▶ステップ1：波形の"リズム"はRR間隔で見る

みさ　じゃあ，打ち出したモニター心電図波形から，何を基準にリズムが整か不整かを判断すればいいと思う？

ひろし　そうだなぁ…心電図波形をパッと見たとき，一番目立つのは高さのあるR波だから，このR波とR波の間隔を見比べて，その幅が等しいならリズムが整，バラバラなら不整と判断すればいいのかな．

みさ　さすが！波形からリズムを確認するには，まずはRR間隔が等しいかどうかを見る癖をつけるといいの．これがステップ1ね．
正常な心電図の場合，RR間隔が一定でしょう（**図1**）．このRR間隔，この前勉強した「300-150-100－75-60…」（→p.28）って感じで数えると，心拍数が正常範囲って分かる．さらに，QRS波の幅は狭くて2メモリ以下．こんなふうに他の心電図も見ていきましょう．

ひろし　分かった．

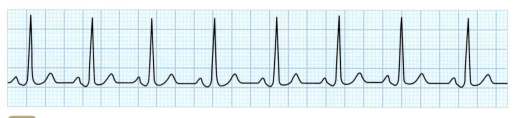

図1

みさ　それじゃあ，次はこの心電図ね（**図2**）．RR間隔を見ていくと，初めから3拍目までのRR間隔は等しいのに，その次のRR間隔は短くなっているでしょう．RR間隔が一定じゃないから，この心電図波形は不整と判断できるわ．ちなみにこの波形，どのQRS幅も狭くて，さらにその前にあるP波に着目すると，4拍目のP波だけ他のものと形が違うでしょう．これは心房が起源の不整脈で，心房期外収縮（APC）＊っていうの．

ひろし　へぇーっ．

みさ　次はこれ（**図3**）．まずはリズムのチェックね．さっきと同じようにRR間隔を見てね．すると初めから3拍目までのRR間隔は等しいし，QRS幅も狭いのに，その次のRR間隔は短くなっているね．よってこれも不整．ちなみに，4拍目は幅が広くて（3メモリ以上），その前にP波がない．これは，心室が起源の不整脈で心室期外収縮（VPC）っていうの．

　じゃあこれは（**図4**）？左から順番にRR間隔を見ていくと，どれもバラバラよね．ここで不整って分かる．QRS幅は狭い．これは，先に説明したAPCが多発している心電図なんだけど，このまま放置しておくと多くの場合，心房細動（AFL）に移行する．だから，AFLの卵と思っておいていいわ．こんな波形を見かけたら，医師は将来AFLに移行するんじゃないかって警戒しながら経過観察するの．AFLって心原性脳梗塞の原因になるでしょう．だから要注意ってことね．まぁ，難しいことはさておき，ここもRR間隔がバラバラだから不整ね．

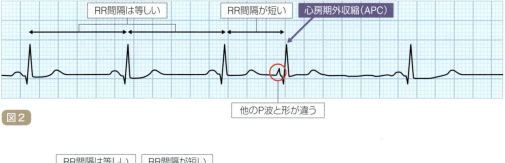
図2

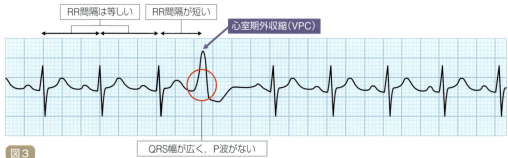
図3

＊：APCはatrial premature contractionの略です．premature atrial contraction（PAC）とも呼ばれますが，循環器学用語集－第3版－（日本循環器学会）の略語掲載に併せてAPCと記載しています．

ひろし　分かった.

みさ　次はこれ(**図5**).これは前にも勉強したVF(心室細動)ね(→p.13).正常心電図と見比べると明らかに違うでしょう.上を向いている波をR波だと判断したとして,RR間隔はバラバラで,QRS幅も明らかに広い.この波形は一目見たら即座に判断して,患者さんのところに駆けつけて電気的除細動や胸骨圧迫を始めなければいけない緊急事態の波形だったわね.

この心電図はどう(**図6**)? 尖った波が下向きにあるからQRS波じゃなくてQS波だけど,この波の間隔を見ていくと,規則正しいわよね.でも,正常の心電図波形と比べてQRS幅は広い.だから,これも不整って判断できるわね.これ,ひろしくんはBLSの講習で習ったからよく知ってるわよね?

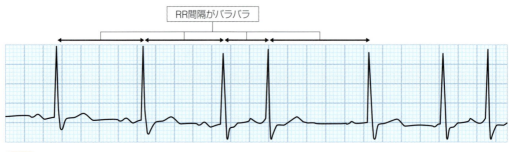
図4

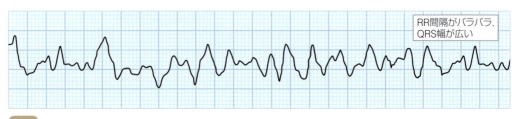
図5

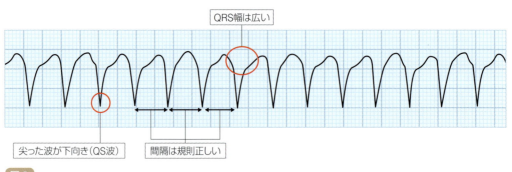
図6

ひろし　VT（心室頻拍）だね．
みさ　そう．当たり．
　　ステップ1では，おおよそ脈が整か不整かを見分けるコツが分かった？　RR間隔が一定でQRS幅が狭い．でも，これだけでは正常心電図かどうか判断できない心電図もあるわ．そこで，今度はP波を見ていくことになるの．

▶ステップ2：P波を見る〜あるかないか〜

みさ　まずは正常の心電図ね（図1）．まず，R波を見つけてRR間隔が一定かどうかをチェックする．その後，QRS幅が広いか狭いか確認する．そして，R波の前にP波があるかどうか確認する．いいわね．P波が重要となってくるわ．
　この波形はどう（図7）？　ステップ1から見ていくと，3拍目まではRR間隔が等しいけど，3拍目と4拍目のRR間隔は少し広くなってるよね．この段階で不整と決定．次に，R波の前を見ていきましょう．正常波形の場合，R波の前方に大きなマス目1つ分以内の距離にP波があったけど，この心電図ではP波が見当たらないよね．さっきのVPC（図3，→p.43）の例では，QRS幅が広く，かつその前にP波がなかったけど，今度はQRS幅が狭いのに，その前にP波がないの．実はこれ，AFLなのね．
　前にも少し言ったけど（→p.22），大事なポイントがあるの．「心室起源で電気刺激が発生する場合，QRS幅が広く，その前にP波がない．一方，心房起源で発生した電気刺激の場合は，QRS幅が狭くてその前に普通P波がある」の．でも，この例ではQRS幅が狭くて，かつその前にP波がない．RR間隔がバラバラ．これがAFLの特徴なのね．

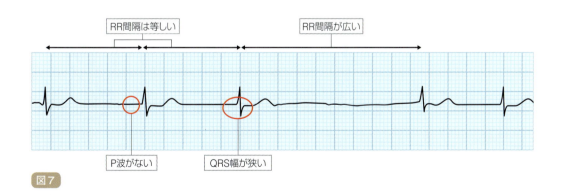

図7

じゃあこの心電図はどう（**図8**）？ 同じように考えると，RR間隔がバラバラ．QRS幅は狭い．その前にP波を探すと，P波みたいなものがたくさんあるところもあれば，ないところもある．実際P波かどうかもよく分からない．これも実はAFで，この波形にはP波はないの．じゃあ，この丸の部分の小さな波は何かっていうと，これはf波っていう"基線の揺れ"で，心房細動の時に見られるものなのね．基線って，隣り合った2つのP波が始まる前の平坦な部分を結んだ直線のことで，呼吸性変動などで多少は動くんだけれど，一般には基線は平坦なの（**図9**）．でもAFLの場合，この基線が揺れるので，それがモニター心電図にあらわれるわ．

AFLの基線の揺れは，発症後ほど基線の揺れが強く，時間が経つにつれてだんだん揺れが小さくなって，最終的にはさっきの**図7**のようにまったく揺れなくなるの．このような変化には何年もかかるから，揺れが大きいということは，AFLになってまだそんなに時間が経っていないってことが分かるわ．

ひろし へぇーっ．基線の揺れで，AFLになってからの時間まで分かるんだね．

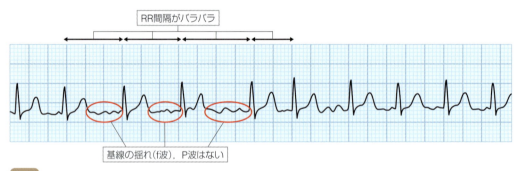
図8

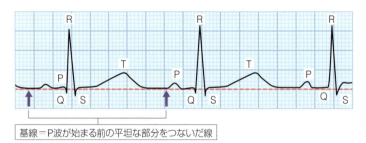
図9

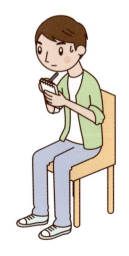

みさ そうなのよ．じゃあ，次ね．この心電図はどう（**図10**）？ ステップ1の，RR間隔はすべて同じ．QRS幅は狭く，その前にはP波があるわね．正常心電図と比べても大きな違いはないわ．唯一の違いはRR間隔が正常と比べると短い，つまり心拍数が速いことね．RR間隔から見ると，この心電図の心拍数は2メモリ分．「300-150…」で，150ね．ということで，この心電図は不整．これ，洞性頻脈の患者さんの心電図波形なの．洞性頻脈は，例えば発熱，脱水，貧血，心不全などで見られるもので，正常波形から急にこんな波形に変化するんじゃなくて，時間をかけて徐々に変化して心拍数が速くなってきているのがポイントね．

次はこの波形を見てみて（**図11**）．図10と同様にリズムは一定だし，QRS幅も狭い．その前にP波を探すと，P波かT波か分からないけど波があるでしょう．脈拍数は150．とすると，先の洞性頻脈と同じかなって一瞬思ってしまうけど，実はこの症例の場合，QRS波の前の波はT波で，P波はこの波形では見えていないの．これは発作上室頻拍（PSVT）という不整脈．どうして洞性頻脈とPSVTを見分けるのかというと，PSVTの不整脈の場合，突然脈が速くなって始まり，終わるときも急なの．だから，患者さんはPSVTの場合，突然動悸が始まったって訴えるわ．

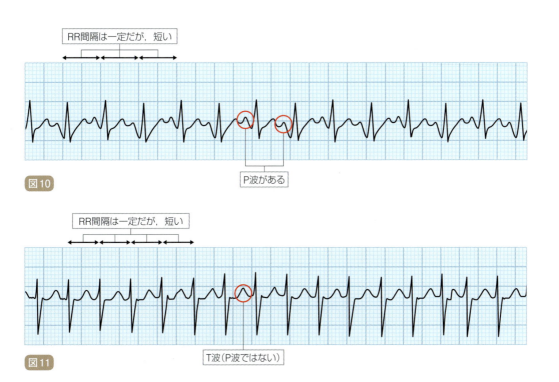

図10

図11

みさ	つまり，同じような心電図波形でも，医師は問診によってその不整脈を鑑別しているのね．分かった？
ひろし	なるほどね．薬剤師も，患者が何もないときの状況を知っていないと，副作用が起こったかどうか見分けがつかないから，何もないときでも話をよく聞くようにしているけど，やっぱり患者の話をしっかり聞いて，正常のときと訴えが違うということを比べるのは大切なんだね．
みさ	ところでひろしくん，もしかして疲れてきた？なんだかもう疲れちゃった…って顔に書いてある感じがするんだけど．

機関銃のように次から次へと展開するみさの講義に，ついていくのがやっとだったひろし．でも，ひろしにはみさの質問に思い当たる節はありませんでした．ただ一つを除いては．

ひろし	いや，疲れてはいないけど…お腹がすいてきてしまって．
みさ	ごめん，気付かなくって．もうこんな時間ね．お昼ごはんにしましょうか．

みさはさっと立ち上がり，側にあったエプロンをおもむろに身にまとって振り向くと，

みさ	ひろしくん，私がごはん用意している間にテーブルちゃんと片付けてね．布巾ここに置いておくから．

ひろしはびっくりしました．みさが直々にごはんを作ってくれようとしていたからです．とても嬉しく思うひろしでした．

ポイント
▶まずは心電図をじっくり観察しよう！
▶正常な心電図と何が違うかを比べることが大切！

薬剤師に知ってほしいこと
心電図を読む際には，必ずこの4つのステップ通りに読む癖をつけよう．

7 4つのステップで不整脈を見分ける②

みさのごはんがあまりにも美味しくて，もっと食べたかったひろし．ちょっぴり量が物足りなく感じました．でも，この"ちょっと物足りなさ"が，ごはんをまた食べたいと思わせるみさの魔法だったことに，ひろしはまったく気付いていませんでした．

みさ　さぁ，ひろしくん．お昼の休憩はここまでにして，続きをがんばりましょう．
ひろし　うん，分かった．
みさ　じゃあ，始めるわよ．さっきはどこまで教えたっけ？ 覚えてるかな（微笑）．
ひろし　さすがに覚えているよ．ステップ2までだったよね．ステップ1は，えーっと…
みさ　ひろしくん，大丈夫？
ひろし　ごめんごめん．あっ，思い出した．ステップ1は「リズム（RR間隔）を見る」．で，次にステップ2で「P波を見る」だったよね．
みさ　そう．
ひろし　良かった（微笑）．また，"やっぱりひろしくんね"って言われなくて済んだから（笑）．

みさは一瞬クスッと笑い，ひろしの目を一瞬見つめました．そうしてまた紙に視線を移し，"ステップ3 QRS幅を見る"と書きました．

▶ ステップ3：QRS幅を見る

みさ　ひろしくん，覚えてるかなぁ？ 前にQRSの幅の話をしたこと．この幅，すごく大切なの．なぜなら，不整脈の発生起源が心房性か心室性かを見分ける手掛かりになることが多いからなの．
ひろし　覚えてるよ．「3メモリ以上は危険」ってやつでしょ（→p.20）．
みさ　そう．多くの場合，心房性不整脈に比べて心室性不整脈の方が危険，命に関わることが多いの．だから，私たち医師は緊急時，とっさにこの不整脈が心

房性か心室性かを判断しようとするんだけど，その目安がQRS幅．この幅が2メモリ以下ならちょっと安心．でも3メモリ以上なら危険な不整脈って判断．次の対応をどうすれば良いかはそのうち教えるけど，とにかく今日は「QRS幅を見る」というステップの重要性を認識してね．

ひろし　分かった．

みさ　この心電図を見て（図1）．この波形，ステップ1とステップ2から，すでに不整よね．次にQRS幅に目を向けると，どれも2メモリ以下．ここで，「この不整脈は心室性ではないから安心」って思うの．で，4拍目の波形を見る．まず，P波は他のものと形が明らかに違うでしょう．P波があってQRS波は2メモリ以下．他のP波は本来の場所，つまり洞房結節から電気刺激が発生しているけれど，この4拍目は別の場所から電気刺激が発生していることが分かるわ．

ひろし　異所性P波っていうんだよね．

みさ　ひろしくん，さすが！

その瞬間，ひろしのことを微笑みながら見つめるみさと目が合って，ひろしはドキッとしました．

みさ　この波形は心房期外収縮（APC）ね．APCはさっきも出てきたよね（→p.43）．じゃあ，次はこの波形ね（図2）．この波形はどう？

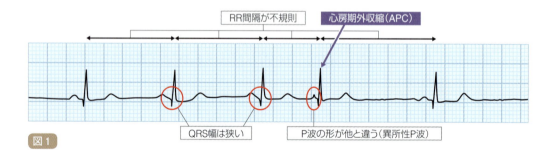

図1

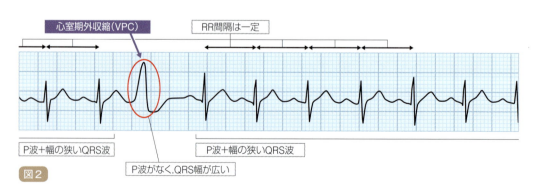

図2

7 4つのステップで不整脈を見分ける②

- ひろし　2拍目までと4拍目以降はRR間隔は一定で，その前にP波もあるし，QRS幅も2メモリ以下だけど，3拍目にQRS幅が広い波形があって，その前にP波がない．だからこの波形は不整脈で，かつこの3拍目を心室期外収縮（VPC）というんだよね．
- みさ　やるわね（微笑）．じゃあ次ね．この波形はひろしくん見たことある（図3）？
- ひろし　えっと，これは….

初めて見る波形に少し戸惑うひろし．すると，みさが優しく言いました．

- みさ　初めて見た波形でも，その波形を理解できるようにステップを踏んで練習しているんだから，落ち着いてステップの順番通りに考えてみて．
- ひろし　分かった．まずはステップ1のRR間隔．これはバラバラだから，この段階で不整脈の心電図って分かる．次に，ステップ2と3が一緒になってしまうけど，1拍目，3拍目，5拍目は，P波があって同じ形で，その後のQRS幅も2メモリ以下．一方，2拍目，4拍目，6拍目は幅が3メモリ以上の広いQRS波．だから心室期外収縮なんだけど，でも4拍目だけ形が違うよね．こんなパターンの波形見たことないから，なんだかちょっと違和感があるな．実際現場でこんなの見たら，ちょっと怖いというか，何か変なことが起こりそうな予感がするだろうなぁ．
- みさ　その感覚，当たってるわよ．形が違う幅の広いQRS波が出現する場合，危険な不整脈で，"多形性"とか"多源性"不整脈っていうの．このような心室期外収縮を見たときは，その言葉どおり「違う形（多形性）は心室の違う場所（多源性）から，さまざまな問題が出てきていて，だから監視が大変で危険な状態なんだ」って覚えておいて．心室期外収縮の分類でLown（ラウン）分類っていうのがあるんだけど，この分類の勉強の時に，もっとイメージしやすいお話をしてあげるから，それまでのお楽しみね．
- ひろし　なんだか，じらされるとますます聞きたくなっちゃうなぁ（笑）．

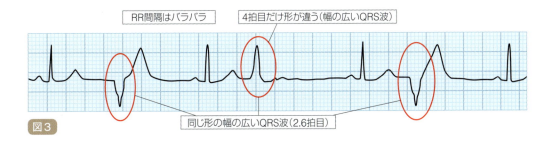

図3
RR間隔はバラバラ
4拍目だけ形が違う（幅の広いQRS波）
同じ形の幅の広いQRS波（2,6拍目）

みさ　では、ステップ3はこれで終了．モニター心電図の勉強だけなら、この1から3までのステップを踏みさえすれば良いんだけど、ひろしくんは最終的には12誘導心電図まで読めるようになりたいんでしょう？

ひろし　もちろん．

みさ　だったら、最後のステップの勉強をするわよ．

ひろし　頑張るよ．

みさ　その意気ね．

▶ステップ4：ST変化を見る

みさ　4番目のステップは「ST変化を見る」，つまり，STが上昇しているか低下しているかを見るというものなの．ここで注意してほしいのは、「本来、モニター心電図の判読ではST変化を判断してはいけない」ということなの．12誘導心電図まで理解して、かつモニター心電図波形と12誘導心電図波形のおおよそ共通するところと違うところをしっかり理解できたら、その時はちゃんと目的をもってST変化を見ることができるの．でも、まだそこまでマスターしていない人がモニター心電図でST変化を評価すると失敗のもと．またいつか詳しく教えるけど、今日のところは「モニター心電図ではSTの評価はしない．STの評価は必ず12誘導心電図でする」とだけ覚えておいて．それで、このステップ4は、将来12誘導心電図を読む際に必ず行うSTの評価を"習慣づける"目的なの．

ひろし　うん，分かった．

みさ　それじゃあ、まず正常波形のSTの部分に注目して（**図4**）．正常では基線の高さとST部分は一致しているの．でも心筋虚血や心筋梗塞などを起こすと、STが低下したり、上昇したりするの．
本当はST低下を評価するのに、その傾き（upslope/horizontal/downslope）で意味合いが違ってくるんだけど、今は深く考えず、単に基線よりSTが上か下かを見るようにしてね．

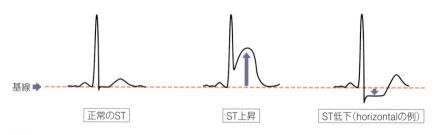

図4

7 4つのステップで不整脈を見分ける②

みさ 実際に，私も苦い経験があるの．肺炎で入院中だった患者さんでね，なんだか喉が痛いっていうから，診察したら特に赤くもない．モニター心電図も特に変化がないから大丈夫だろうって思っていたら，指導医の先生が「一度12誘導心電図をとってみなさい」って言うのね．理由が分からないままとると，V1からV5まで見事にST上昇していたの（図5 **a**）．実はこの患者さん，心筋梗塞を起こしていたのね．でも，モニター心電図ではまったくSTは変化してなかったの（図5 **b**）．これは私が12誘導心電図とモニター心電図の違いをきっちり理解できていなかったのが原因って，今になったら分かるけど．

これ以外にもあって．病棟で看護師さんから「先生，患者さんの心電図波形でSTが下がっているんです」って電話がかかってきて，急いで駆け付けたら

a 12誘導心電図

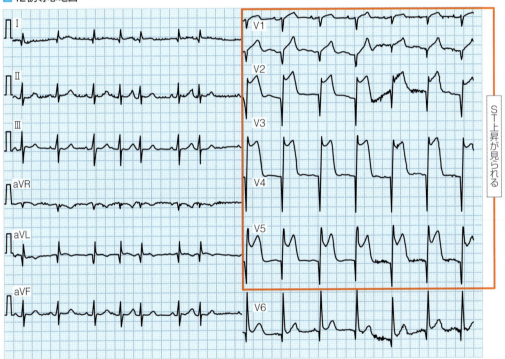

ST上昇が見られる

b モニター心電図

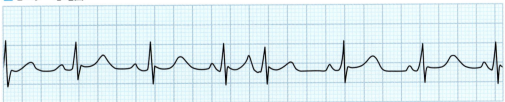

モニター心電図では，ST上昇は見られない

図5

こんなモニター心電図の波形だった（図6**a**）．そこで，患者の入院時の12誘導心電図をみると，こんな波形だったの（図6**b**）．このモニター心電図とこの12誘導心電図のV5とかV6って似ていない？実は，誘導のシールが取れて患者さんが勝手に場所を変えて張ってしまっていたのね．それで，波形がたまたまV5誘導に近い波形を捉えて，それがモニターに表示されていたのを看護師さんが見て，STが下がっているってびっくりして電話をかけてきたの．だから，安易にモニター心電図だけでST変化を評価しようとすると失敗するのね，特に初心者は．このことは注意してね．

a モニター心電図

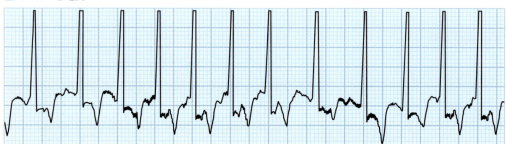

b 12誘導心電図

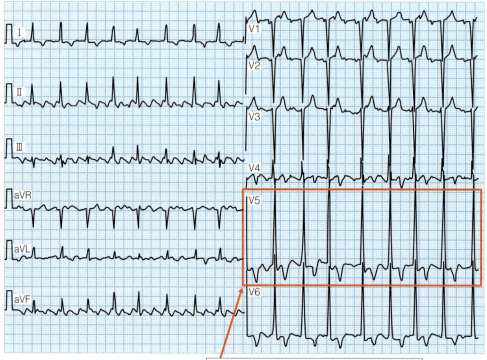

V5誘導に近い波形がモニター心電図に表示されていたため，STが下がっていると思ってしまった

図6

7 4つのステップで不整脈を見分ける②

ひろしは今まで，心電図のことをここまで深く考えたことはありませんでした．「教科書や参考書からだけの知識にはこんな落とし穴もあるんだ．実臨床って本当にいろんなことを考えないといけないなあ．薬剤師が心電図をマスターして活かすにも，やはり経験が大切なんだ」と納得したのでした．

みさ　さて，そろそろ3時だし，ちょうどきりもいいからこの辺で今日の勉強は終わりにしましょう．ちょっと準備してくるから待っててね．

みさはそう言って，台所へ向かいました．そこで，ひろしは机の上をきれいに片付け始めました．
正直かなり調子がよかったので，もう少しこのまま心電図の勉強をしたいなあと思ったひろし．でも，みさに"今日は終わり"と言われてしまうと，それ以上は何も言えませんでした．貴重な休み，それも日曜日の朝から自分のために時間を作ってくれたのだから，無理は言えないと思ったのです．

みさ　はい，どうぞ．コーヒーのお供にケーキも買ってきてあるのよ．
ひろし　おいしそうだね！いっただきまーす！
そういえば小学生のころ，みさのお誕生日会に呼ばれて家に行ったとき，おいしいチーズケーキ食べたね．生まれて初めてだったなぁ．おいしかったなぁ．あれって確か，みさのお母さんが焼いてくれたんだったよね．
みさ　そうよ，よく覚えてるね．私はチョコレートが大好きだけど，チーズケーキも大好き．毎年誕生日にはチーズケーキを食べているのよ．
ひろし　懐かしいなぁ，みんなどうしてるんだろうね．

1時間くらい昔話をしたあと，もう夕方だから帰るねと言って，ひろしはみさのマンションを後にしました．

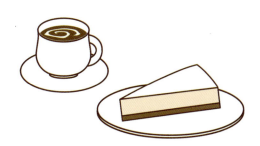

翌朝，病院の入り口でみさを見かけたひろし．昨日はありがとうと声をかけようとしましたが，一足早く，みさの同僚の医師がみさに近寄っていって声をかけました．

医師　奥村先生，おはよう．昨日は確か誕生日だったよね．おめでとう．彼氏とごはんでも行ったの？

その言葉が耳に入り，ひろしは顔面蒼白となったのでした（汗）．

ポイント
▶ ST変化をモニター心電図で考えないように！

薬剤師に知ってほしいこと

ここまでの内容を理解できれば第一関門突破！もう一度しっかり読み返して身に付けよう．

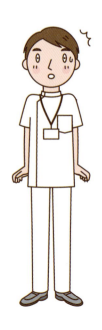

8 モニター心電図と12誘導心電図の関係①

みさと一緒に心電図の勉強をし始めてからというもの，自分が担当の病棟に行くと，ついつい先にモニター心電図計のトレンドグラムや不整脈のイベントをチェックするようになったひろし．最初は「医師でもないのに変な薬剤師がいるなあ」と思われていたようですが，時間とともにそれが普通の光景となり，誰も何も思わなくなったばかりか，ときに看護師さんたちと心電図波形のことで意見を交わすようになっていました．
そんなある日，病棟で仕事をしていると，最近よく話をするようになった，年齢はひろしよりちょっと年上だと思われる看護師の中村さんが話しかけてきました．

中村さん　大山さん，ちょっと話しかけてもいい？
ひろし　　いいですよ．どうかしましたか？薬のことで何かありました？
中村さん　そうじゃなくって．大山さん，今日の夕方，看護師の有志でやっている勉強会があるんだけど，もし良かったら出席してみない？
ひろし　　勉強会って何の勉強会ですか？

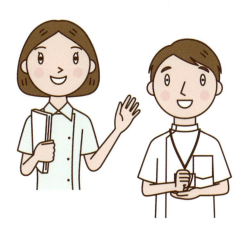

中村さん 心電図の勉強会．今日は「12誘導心電図を有効に使おう！」っていうタイトルなんだけど，大山さん，薬剤師なのによくモニター心電図チェックしてるでしょう．だから，ちょうどいいかなぁと思って．

ひろし 12誘導心電図は正直まだ読めないんですけど，興味はあります．看護師さんも医師と同じで12誘導心電図を読むんですね．すごいなぁ．

中村さん 看護師の中には，確かに12誘導心電図を読める人もいるけど，多くは読めないかな．でも，機会があれば読めるようになりたいとみんな思ってる．でも，今日の勉強会は，12誘導心電図の読み方自体を勉強するんじゃなくて，12誘導心電図をモニター心電図に活かす方法を勉強するものなの．入院時に，患者さんは必ずルーチンで12誘導心電図をとるでしょ．ただ，私たち看護師は12誘導心電図を読めないから，ほとんど利用もしない．でも，12誘導心電図の情報がモニター心電図に活かせるなら，資源の有効利用でとてもいいと思わない？今日はそんな勉強会なの．私がメインで講義するんだけど，どうかなぁって思って（微笑）．

ひろし ありがとうございます．じゃあ，夕方仕事が終わったら出席しますね．

中村さん じゃあ，18時に6階の会議室に集合ね！

その日の夕方．丸一日働いているのに，今日は全くみさの姿を見かけなかったひろし．誕生日の件以来，おはようの挨拶しか交わすこともなく，ちょっぴり元気が出ませんでした．

～会議室にて～

中村さん それでは，今から講義を始めます．私たち看護師の日常業務では，モニター心電図の波形が即座に理解でき，どのような対応をすればよいかをマスターしていれば，それほど困ることはないでしょうが，今日は，心電図をもっと知りたいと思った人向けに，3点誘導で得られるモニター心電図波形と12誘導心電図の関係から，その利用法について簡単に述べていきたいと思います．

元気で明るくよく映える声で話す中村さんの講義に，ひろしも真剣に耳を傾けます．

8 モニター心電図と12誘導心電図の関係①

中村さん　それでは皆さん，今日は新人の看護師さんもいますので，まずはじめは簡単に心電図のとり方のおさらいをしましょう．

電極を定められた正しい位置に装着します．まずは四肢から．①右手 → ②左手 → ③右足 → ④左足の順に，赤・黄・黒・緑の電極を付けます．これが四肢誘導です（図1）．

次に，胸骨右縁第4肋間から順に，V1：赤，V2：黄，V3：緑，V4：茶，V5：黒，V6：紫と電極を付けます．これが胸部誘導です（図2）．

電極を付け終えたら，心電計の波形を見て，波形の揺れなどが安定したら記録を開始．このようにして紙に打ち出された12誘導心電図の正常波形を皆さんにお配りします（図3）．まずよく目を通してみてください．

ひろしは，配られた12誘導心電図を真剣に見ています．いつもひろしはまじめで真剣です．そんな姿を見てか，中村さんが一言声をかけます．

中村さん　大山さん，これは正常の心電図ですし，そこまで真剣に見なくていいですよ．

ひろしは一瞬われに返って，ちょっと恥ずかしくなってしまいました．

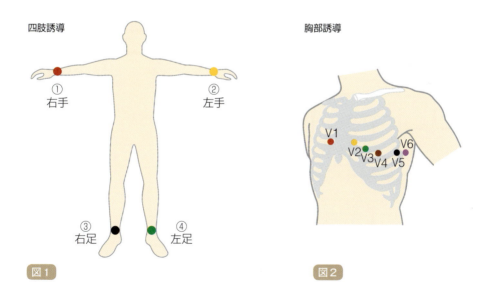

図1　四肢誘導

図2　胸部誘導

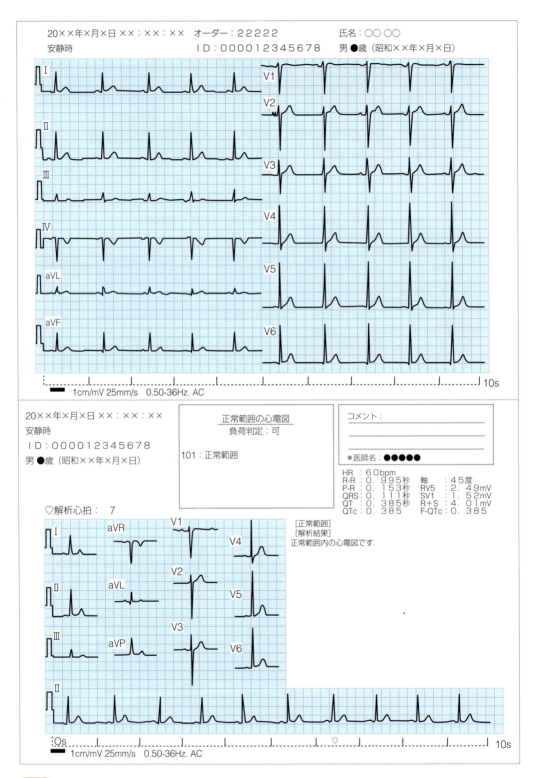

図3

8 モニター心電図と12誘導心電図の関係①

中村さん　皆さんによく見ていただきたいポイントですが，12個の誘導のうち，特別扱いされている誘導があるのは分かりますか？ いつもの勉強会と違って，今日出席中の看護師さんには当てませんから，分かる人は手を挙げてください．

ひろしは，以前みさからちょっと聞いて知っていたので，思わずこれだと分かってしまいました．それで，周りの誰も挙げていないにもかかわらず，勢いよく手を挙げてしまいました．

中村さん　一人だけですね．今日は薬剤師の大山さんが勉強会に出席してくれていますし，せっかく元気いっぱいに挙手してくれたので，答えてもらいましょうか．では，答えは何ですか？

ひろしは，当てられるとは全く予想していなかったので，びっくりしてしまいました．さっきまでの自信が一気に吹き飛び，ちょっぴり恥ずかしそうに答えます．

ひろし　えっと…Ⅱ誘導だと思いますが，違ったりして（微笑）．

中村さん　そうですね，正解です．この12誘導心電図では，Ⅱ誘導だけを長く，別に示していますよね．
　実はⅡ誘導は，私たちが普段見慣れているモニター心電図の波形に相当します．入院時にモニター心電図を患者に装着する際，先輩に教えてもらったように電極シールを貼りますよね．右上胸部にマイナス電極，左上胸部にアース，左下胸部にプラス電極です（図4）．
　この3点誘導は，12誘導心電図のⅡ誘導と"ほぼ"同じ形になります．多少貼り付ける場所がずれると，波の高さや比率なども少し変わりますが，それでも形は一緒なんです．みなさんも一度，自分の目で確かめてみてください．

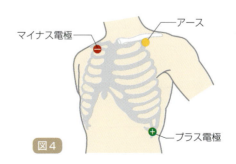

図4

試しに，この3点の色の位置を適当に変えてみましょう．電極を貼り付ける位置を変えると，心電図の波形の形が変わるのが分かると思います（図5）．この事実を考えると，モニター心電図の波形は，12誘導心電図の波形と違って3点誘導であるため，波形は一つしか表示されませんが，電極の貼り付ける位置を工夫することで，いろいろな波形を表示させることが出来るんじゃないかって想像できますよね．実際，全てではないですが，臨床で観察したい波形，例えばV1誘導とかV5誘導などを出すことができます．

ひろしは，先日みさのマンションで教えてもらった話を思い出していました．

中村さん　ここで，復習です．この前この勉強会でやった四肢誘導と胸部誘導の違いを説明できるひとはいますか？　さっきは無理に大山さんに当ててしまったので，誰か看護師さん，説明してくれる？　北山さん，どう？

北山看護師　はい．四肢誘導は，心臓を前額断に切った時に観察できる心筋から発せられる電気信号を拾っており，胸部誘導は，心臓を水平断に切った時の動きの電気信号を拾っています．貼り付けた電極に対してプラスの電気信号が向かってくるときは心電図上では上向きの波形で示され，遠ざかるときは下向きの波形として示されます（図6）．

中村さん　よくできました！　みんなも思い出しましたか？　それでは，正常胸部誘導の特徴もこの前教えましたが，北山さん，続けて説明をお願いします．

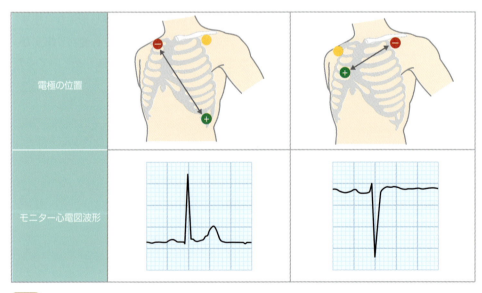

図5

北山看護師　はい．特に胸部誘導の場合，正常波形では，V1誘導からV6誘導にかけて，R波が徐々に高くなり，V3からV4誘導でR波とS波の高さが同じくらいになり，V5やV6ではほとんどS波はなくなります．R波とS波の高さが同じ高さになるところを特に移行帯といいます．この図（図7）だと，左から3つめがR波とS波の高さがほぼ同じなので，移行帯はV3誘導になります．

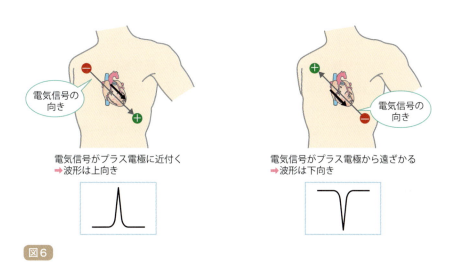

図6

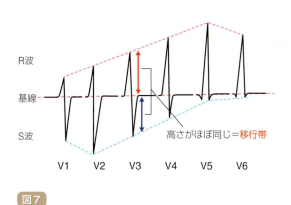

図7

中村さん　北山さん，ありがとう．あまり細かいことをはじめから覚えると大変なので，前回はいま北山さんが述べてくれたところまで勉強しました．今回はそこからさらに踏み込んで，12誘導心電図と冠動脈の関係について勉強したいと思います．
　私たち看護師が，特に人手の少ない夜勤帯に起こると困るなあって思う疾患の代表の一つに，狭心症や心筋梗塞がありますね．冠動脈が詰まって血液が流れなくなった部位ごとに，12誘導のうち，どの誘導が変化するかという組み合わせがおおよそ決まっているのは，学生の頃に勉強しましたが，まだしっかり覚えていますか？　どの冠動脈が心筋梗塞になれば，12誘導のうちどの誘導にST変化が起こるか，知っている人は手を挙げて！

この質問を聞いて，ひろしは焦りました．狭心症が起これば一般に心電図波形のSTが低下することや，心筋梗塞ではSTが上昇することは，薬学生のときに習ったので知っていましたが，どの冠動脈が詰まればどの心電図波形が変化するかという組み合わせは全然知りませんでした．

中村さん　はい，井上さん．手を挙げかけたみたいだから，どう？　確か，また1年目だったわね．
井上看護師　自信はないんですが…．例えば，下壁梗塞の場合は，Ⅱ，Ⅲ，aVFに，側壁から後壁の梗塞はⅠ，aVL，V5，V6に，前壁中隔梗塞ならV1〜V4のST上昇が起こります．
中村さん　そうですね．一般的に，このように12誘導の心電図波形を組み合わせることによって，どの部分の心筋がダメージを受けているかが分かります．もう少し深く言えば，すでに皆さんは看護学生のときに習ったように，冠動脈には3本血管があって，右冠動脈と左は前下行枝，回旋枝があり，例えば大雑把ですが，右冠動脈の心筋梗塞の場合，下壁梗塞が起こります．また，前下行枝の梗塞なら前壁中隔梗塞，回旋枝なら側壁梗塞が起こります．すると，その梗塞部位に対応して心電図波形が変化するのですね．

ひろしは，下壁という言葉から，何となく心臓の下の方なんだろうなということくらいは想像がついたのですが，前壁中隔や側壁，後壁といった言葉や冠動脈の名称，心電図と冠動脈の対応など，何のことだかさっぱり理解できません．焦ったひろしは，配られていた資料に必死でペンで書き込みます．

8 モニター心電図と12誘導心電図の関係①

中村さん では，皆さん．もし，下壁梗塞が起こるかもしれないといわれている患者さんが入院してきて，少しでも早くSTの変化を調べようと思ったら，どうすればいい？ はい，北山さん．

北山看護師 そうですね．下壁梗塞なら12誘導でⅡ，Ⅲ，aVf誘導に変化が出るので，本当は全部…と言いたいところですが，モニター心電図波形は1つしか心電図波形を表示できないので，入院時にルーチンでつけたモニター心電図波形で様子を見ればよいのではないでしょうか．あれはⅡ誘導と同じ形の波形だから．

中村さん じゃあ，井上さんに質問．もし前壁中隔に心筋梗塞が起こる可能性があるとしたらどうする？

井上看護師 そうですね，先ほど前壁中隔梗塞のときはV1からV4のSTが変化するということだったので，もしモニター心電図でV1からV4のどれかの波形を出すことができればいいのですが，モニター心電図の電極をどの場所につけ直せば，これらの誘導が出せるのかは…

中村さん そうね．考え方は合っているわ．それでは，今からとっておきのプリントを配ります（図8）．

この図はすぐには覚えられないかもしれませんが，必要なときに見ながら活用してみてください．ここであらためて，念のため注意をしておきます．モニター心電図波形と12誘導心電図波形は，同じような波形を出すことができるものもありますが，全く同じとは限りません．STの高さやR波やS波の高さの比も多少変わります．モニター心電図で見るST変化は，あくまで参考情報なのです．そのことを十分に理解してください．安易にこのテクニックを知っているばっかりに，ST上昇や低下ではないのに，誤って変化していると思い込んで，あわててしまう看護師さんもよくいます．もし心電図変化を疑ったときは，必ず12誘導心電図をとって，以前の心電図と変化を比べることを忘れないでください．ST変化の判断は，モニター心電図ではあくまで参考なんだ，ということをおさえておいてくださいね．

最後にもう一点．もしⅡ誘導以外の誘導，例えばV5誘導に変えるときは，電極の位置を変え終わったら，"必ず"一度12誘導心電図の目的の誘導，この場合はV5誘導と形がほぼ同じに出せているかということを確認しておく習慣をつけてくださいね．

それでは，今日の講義は終わりです．よく復習しておいてくださいね．

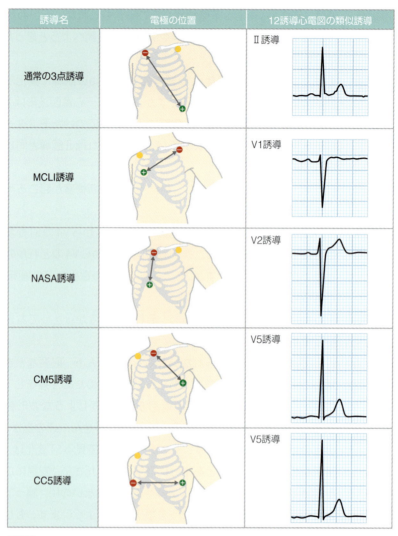

図8

講義が終わり，病棟に戻ったひろしと中村さんが話しています．

ひろし　今日の講義はとても刺激になりました．ありがとうございました．たくさん知らないこと，知らない単語が出てきて途中からすごく焦りました．12誘導心電図の変化が冠動脈の閉塞部位に対応していることは，言われてみれば当然なのですが，そのことが全く分かっていなかったことや，前壁中隔，側壁，後壁，下壁という単語も聞いたことはあっても，具体的にどこを指すかなんて全く分かってなかったことも気付かされて．このあと早速復習しようと思います．今日は勉強会に誘っていただいて，本当にありがとうございました．

8 モニター心電図と12誘導心電図の関係①

中村さん　それはよかったわね，大山さん（微笑）．ところで，ちょっと気になることがあるんだけど．大山さん，どうしていつも私に敬語で話すの？ もうそんなに知らない間柄でもないんだし，私みたいに普通に話さない？ もしかして，私のこと年上だと思ってる？ それで敬語なの？

ひろし　ええ，まぁ．

中村さん　やっぱりね．大山さんと私は同じ年だよ．未年でしょ．

ひろし　えっ，そうなんだ！ 知らなかったなぁ．それじゃあ，同級生ということで，これからは普通に話すようにします…するね（微笑）．でも，今日の話は面白かったよ．

と話が弾む二人．そんなとき，

みさ　ひろしくん，楽しそうね．

と，ギラっと一瞬睨むような眼差しで，みさが前を通り過ぎていきました．
その瞬間，何かを感じとったのか，

中村さん　大山さん，じゃあ，また明日ね．

と言って，中村さんはみさと反対方向に歩いていったのでした．

> **ポイント**
> ▶ 電極の付け違いがあると，心電図からの情報を正しく解釈できなくなるので注意しよう！
> ▶ 薬剤師も電極の付け方をしっかり身に付けよう！

薬剤師に知ってほしいこと

入院患者は，必ず入院時精査の1つとして12誘導心電図をとるが，モニター心電図を全患者につけることはない．そのため，入院時に必ず12誘導心電図を，特にⅡ誘導から不整脈の種類やQT時間などをしっかりチェックし，心電図に影響を与える可能性が高い薬を把握しておく習慣を付けよう．

9 モニター心電図と 12誘導心電図の関係②

中村さんの講義の後，ひろしは病院の図書館で，おぼろげに分かったことや初めて知った言葉などを，プリントに書き込んだ痕跡を頼りに，本棚に何冊かある心電図の本を取ってにらめっこを始めました．

> ひろし　12誘導心電図は，12個の誘導があって，これらの誘導は大きく2つに分けられる．1つは四肢誘導，もう1つが胸部誘導．そうだった，そうだった．次，えっと，12誘導のうち四肢誘導にあたるのがⅠ，Ⅱ，Ⅲ，aVL，aVR，aVFの6つ，残りが胸部誘導でV1，V2，V3，V4，V5，V6の6つ，と．

ひろしは知識を確かめるようにゆっくりと本を読みながら，ノートに書き写します．

> ひろし　四肢誘導は，更に2つ，双極肢誘導（Ⅰ，Ⅱ，Ⅲ）と単極肢誘導（aVR，aVL，aVF）に分けられる．へーっ，知らなかったなぁ．一応これも覚えておこう．次は，そうだ，前額断とか何とか言ってたなぁ．

と言いながら，本の索引を見ますが，単語が見つかりません．どうしようと思った時，知らない間にみさがやってきて，ひろしが何をしているか後ろからそっと覗き込んでいました．

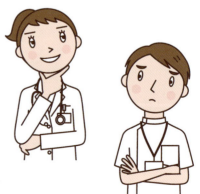

9 モニター心電図と12誘導心電図の関係②

みさ　ひろしくん，頑張ってるね．何か分からないことでもあるの？

と，耳元でささやくように話しかけるみさに，ひろしは一瞬ドキッとしてしまいました．

ひろし　えっと，えっと，前額断とか水平断とかいう言葉が分からなくて．

大きな声で答えるひろし．すると，図書館にいた別の人がちょうど出ていったのを確認して，みさもいつもの調子で話し始めました．

みさ　医学用語ね．よく使うから覚えておいた方がいいわね．立っている人の身体を額に平行に切った場合を前額断（または前額面），水平に切った場合を水平断（水平面）って表現するのよ．正面から真っ二つに切った場合は矢状断っていうの．ちょうど弓を構えているときの感じからこの断面を矢状って表現しているの（図1）．

何でも知っているみさに，ひろしは流石だなぁと思いました．プリントを見ながら，みさはさらに解説を続けます．

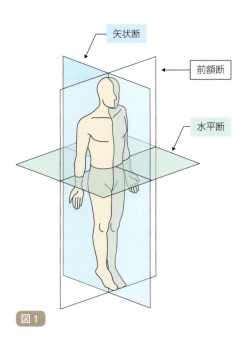

図1

みさ　四肢誘導は前額断で心臓の動き，つまり，心臓の電気信号を観察していることになるの．前に，エレファントボックスの話をしたの覚えてる（→p.8）？
ひろし　覚えてるよ．
みさ　あれと同じ．象を心臓と見立てるでしょう．心臓は4つ部屋があるのは知っていると思うけど，特に臨床では左心室が一番大切なの．左心室はラグビーボール状の形で，その断面を短軸に沿って切ってみると，各断面は大きさの違いはあるけど竹輪みたいになるでしょう．この心筋の断面を栄養している血管の種類から，前壁中隔，側壁，後壁，下壁って分けるの．この絵を見て（図2）．

みさが示した図をながめるひろし．すると，前壁中隔の横に三日月状のところがあるのに気がつきました．

ひろし　これって，こっちが右心室だよね？
みさ　そうよ．ここは，右心室と左心室の真ん中を仕切っているから中隔って言うの．左心室の左側の心筋，一般に私たちは側壁っていうんだけど，ここの心筋の情報を知るには，四肢誘導のⅠ誘導とaVL誘導の変化を見ればいいの．
同じように，左心室の下側，つまり下壁の動きに伴って起こる電気信号を観察する場合は，Ⅱ，Ⅲ，aVF誘導の変化を見ればいい（図3）．四肢誘導にはaVR誘導というのがあって，理論的には心臓を右側から見ている情報になるんだけど，実臨床では，循環器医以外はまず使わないので無視する．細かく考えると難しくなるから，そうなんだって覚えて．
ひろし　そうなんだ，分かった（微笑）．

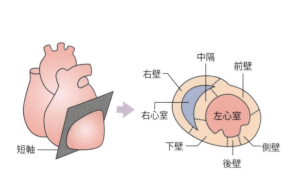

図2

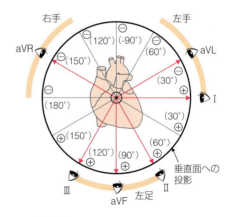

図3　心臓を前額断で切った場合

9 モニター心電図と12誘導心電図の関係②

みさ ひろしくんは本当に素直でいいわ．そんなところ好きよ．
　じゃあ今度は，胸部誘導．水平断に対しての心臓の動きを第四肋骨胸骨右縁から順に，電極の置いた場所から眼で観察したときに見られる心臓の動きを電気信号で表したものがV1〜V6の各誘導になるの（図4）．でも，実際は心臓を真水平よりちょっと心臓の左室の向き，つまり左斜め下方向にあわせて切った面になってるの．でも，あまり難しく考えると混乱するから，水平って考えてね．そうして左室前壁中隔，つまり左心室の前面側と左心室と右心室の間，つまり心室中隔の心筋の様子を知りたければ，心電図のV1からV4誘導の変化を見ればいいの．
　今度は，側壁と後壁．これらの心筋の状態を知りたければ，四肢誘導との合わせ技で，I，aVLに加えてV5，V6誘導を見る．後壁って左室の下のところね．

ひろしは一瞬分からなくなってしまいました．みさが左心室の下方領域を下壁と言ったり後壁と言ったり，前壁と中隔と一緒に前壁中隔と言ったり，また側壁と後壁を一緒のグループのように話していたからです．

ひろし ちょっと待って．みさの話で下壁と後壁って出てくるけど，僕には同じ場所としか思えないけどどう違うの？それと，どうして前壁と中隔，側壁と後壁を一緒のグループみたいに扱っているの？

みさ そうね，難しいわ．私も以前はよく分からなかった．この違いを理解するには，冠動脈の走行と左室のどこの筋肉を血管が養っているかを理解しないと難しいわ．

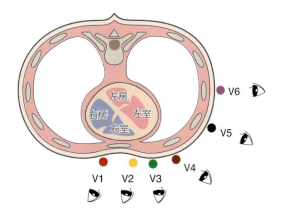

図4 心臓を水平断で切った場合

と言って，みさは今度は冠動脈の話を熱心に解説し始めました．本に載っている冠動脈の図（図5）を指しながら，

みさ 冠動脈は右冠動脈と左冠動脈の2本があって，左冠動脈は，途中から前下行枝と回旋枝の2つに分かれるの．ここで，さっきも言ったけど，心機能で一番大切なのは左心室．だから，左室心筋のどの部分を，どの血管が栄養しているかが重要なのね．
右冠動脈は，右心室以外に，左室心筋の下壁，前から心臓をみると，ちょうど下側のあたりを栄養しているわ．心臓を切った図で言うとこれね（図5 **a**）．今度は左冠動脈．はじめは1本なんだけど，すぐに2本に分かれて，そのうち前下行枝と呼ばれる血管は，心臓を前方向から輪切りにしてみると，左室心筋の中隔と前壁（図5 **b**）を主に栄養している．この2つ，つまり中隔と呼ばれるところと前壁と呼ばれるところに栄養している血管が前下行枝なので，合わせて前壁中隔って表現することが多いの．

矢継ぎ早のみさの解説に頑張ってついてくるひろしを見て，みさはとても嬉しくなり，さらに熱が入っていきました．

みさ 今度は左冠動脈の残り，回旋枝よ．前から見ると左心室の左側，つまり側壁（図5 **c**）と，背中側，まあどちらかというとちょっと後ろ側ね，そうして下側あたりまでを栄養しているの．同じ心臓の下側の部分を栄養しているという意味では，右冠動脈と場所が一致しているように思えるけど，実際は右冠動脈が栄養している左心室の下側の部分の心筋と隣り合わせで，回旋枝の血管が栄養していて，下壁とは言わず後壁と表現するの．ちょっと難しかったかなぁ．

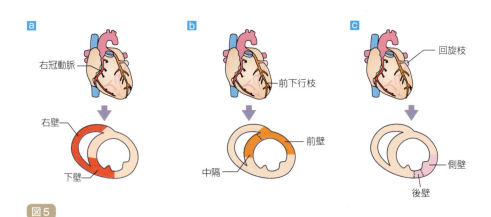

図5

9 モニター心電図と12誘導心電図の関係②

ひろしは苦戦しながらも，絵を見ながら具体的に説明してくれたみさのおかげでかなり違いが理解できました．

ひろし ありがとう．よく分かったよ．
みさ じゃあ，まとめよ！

> **心臓の動き**
> ・前額断の情報 → Ⅰ, Ⅱ, Ⅲ, aVR, aVL, aVF ＝ 四肢誘導
> ・水平断の情報 → V1, V2, V3, V4, V5, V6 ＝ 胸部誘導
>
> **12誘導心電図と冠動脈の関係**
> ・冠動脈は3つ，前下行枝・回旋枝・右冠動脈
> ・右冠動脈の狭窄や梗塞 → 12誘導のうちⅡ, Ⅲ, aVF のST が変化する
> 　→ 下壁梗塞
> ・左冠動脈
> 　前下行枝の狭窄や梗塞 → V1, V2, V3, V4 のST が変化
> 　　→ 前壁中隔梗塞
> 　回旋枝の狭窄や梗塞 → Ⅰ, aVL, V5, V6 のST が変化
> 　　→ 側壁（＋後壁）梗塞

　少し大雑把だけど，こんな感じね．さっきもちょっと触れたけど，回旋枝が左心室の背中側，つまり高位後壁といわれる部分に血流されたあと，心臓の下側まで血管が続いていて，その部分を後壁と言っているんだけど，混乱しないように，まずは前壁中隔，側壁，下壁，後壁がおおよそどこを指し，3本の冠動脈のうちどの血管がどの部分の心筋に栄養しているかを覚えて，その血管が詰まった場合，12誘導心電図のどの誘導の組み合わせに変化が現れるかを覚えてね．

と，一旦きりがついたところで，

みさ ひろしくん，もうこんな時間ね．お腹すかない？久々に今から一緒にごはん食べに行こうよ．

と言うと，みさは急にひろしの腕に手を回しました．

ポイント	▶四肢誘導と胸部誘導の違いを理解しよう！
	▶12誘導心電図の誘導の組み合わせと，冠動脈の対応を覚えよう！
	▶前額断，水平断，矢状断の意味を理解しよう！

薬剤師に知ってほしいこと

臨床でよく使う医学用語（前額断，水平断，矢状断）を含め，冠動脈の名称，心筋の名称と冠動脈の血流による違いについてしっかり覚えよう．ただし，あまり細かく理解しようとすると混乱のもと．はじめは大雑把にとらえることも大切．その後何度も繰り返して完璧にしよう．

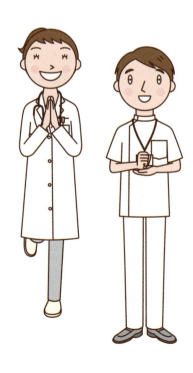

10 発作性上室頻拍って何？

ある日，病棟で入院の際に持ち込まれた患者の薬をチェックしていた時のこと．モニター心電図計を眺めながら指導医と携帯で話をしている研修医の会話が，ひろしの耳に入ってきました．

- 研修医　先生，不整脈なので来てもらえますか？
- 指導医　不整脈だけでは分からないなぁ，不整脈にも種類があるだろう．どんな不整脈なんだ？
- 研修医　心拍数は140〜150回/分あたりで，RR間隔は一定，QRS幅は2メモリ未満です．先ほどから急にこんな不整脈になっていまして．
- 指導医　患者さんの状態は？
- 研修医　バイタルは，血圧は上が130mmHgくらいです．意識は清明ですが，訴えが強く「ドキドキして気分が悪いから早く何とかしてくれ」と言われて．

研修医の先生は，患者の切なる訴えにどうすることもできず，大変困っているようでした．
そこに，この会話を傍で聞いていた中村さんが，研修医に言いました．

- 中村さん　先生，PSVTよ，PSVT．

研修医の先生は中村看護師の助言を聞きながら，

- 研修医　PSVTみたいです．どうすればよろしいでしょうか．
- 指導医　分かった．今すぐ上がるからちょっと待ってなさい．

これから指導医の先生が来るようです．かなり興味津々なひろし．モニター心電図計の傍に既に打ち出されてあった波形を見始めました（図1）．

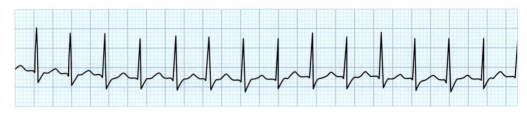

図1

ひろし まずは，心拍数．RR間隔は一定で，300-150，ほぼ150くらいだな．それからQRS幅は，確かに研修医の先生が言っていたみたいに1.5メモリくらいだから狭いなあ．えーっと，それからP波…は，よく分からないなあ．P波がないけど，QRS幅が狭いから，心房性でちょっと安心．

と，今まで習った知識を総動員して心電図波形を解釈するのでした．でも，この波形を見て，何という名前の不整脈なのかは分かりませんでした．

ひろし そう言えばさっき，中村さんがピーエスなんとかって言ってたなあ．

そんなことを考えているうちに，指導医の先生が病棟へやってきて研修医の先生と話を始めました．

指導医 これは典型的なPSVT（発作性上室頻拍）だなあ．血圧もあるし，君ならどうする？

研修医 PSVTでしたら，国家試験レベルの知識ですが，まずは息ごらえしてもらったり，頸動脈マッサージなどをしてもらえばよいと思います．あとは冷水を飲んでもらうとか．

指導医 まあ，そうだなぁ．でも，やってみれば分かるが，いつも止まるとは限らんぞ．ダメだったら次はどうするつもりなんだ？

研修医 えーっと…

と言いながら，ポケットから内科研修医マニュアル本を引っ張り出してきて，ページをパラパラめくり始めました．

研修医 アデホスやワソラン®を投与します．

指導医 マニュアルを見ながらだけあって，急に声に自信がでてきたなぁ（笑）．とりあえず，今回はアデホスを使ってみようか．看護師さん，ちょっとアデホス用意して．

10 発作性上室頻拍って何？

中村さん　先生，準備はできていますよ，アデホスもワソラン®も何でも．ルートがないので，まず研修医の先生にルートを取ってもらいましょう．針なども一式ここに用意してあります．

指導医　流石だなぁ，中村さんは．お前も早く心電図が読めるようになって，私に何か言われる前に次に何をするべきかすぐに判断して動けるようにならないとダメだなぁ（笑）．

こんな会話を傍で聞いていたひろし．薬剤師である自分も，中村さんのように医師が何を考えているかが分かるようになれば，例えば，病棟ではどんな薬が緊急時に使われる割合が高いとか，在庫はどのくらい必要なんだろうなとか，製剤にもいろいろな種類があり，新たに採用する際どのような形の製剤が使い勝手がよいだろうなど，薬剤師目線でいろいろ提案できるのではないかと思いました．
そんなことを考えていると，中村さんが突然ひろしに話しかけました．

中村さん　大山くんも一緒に見せてもらえば？　今からアデホスで治療するところ．見たことないでしょう？　一瞬心臓が止まって戻るの．
ひろし　えっ，心臓が止まるの？　一緒に見せてもらっていいのなら是非．

ひろしは，いままでアデホス（アデノシン三リン酸二ナトリウム）を何度も扱ってきましたが，実際にどんなふうに投与され，どのように効くのかは見たことがありませんでした．中村さんは，指導医にひろしが治療に立ち会うことを打診してくれて，一緒に病室に向かいました．

指導医　アデホスは一気に身体の中に入れないと，すぐに効果がなくなるんだ．だから，側管からアデホスを一気に打って，その後すぐに生理食塩水を10cc，これも一気に打つんだ．いいな．
研修医　はい．
指導医　（患者の）木川さん，今から動悸を抑える薬を打ちます．ちょっと気持ち悪くなるかもしれないけど，すぐに楽になりますから，がんばってくださいね．

そう説明すると，研修医が指導医に言われた通り，アデホスの投与を開始しました．

指導医　よし，そしたらモニター心電図計をしっかり見て．

その言葉を聞いて，研修医と中村さん，ひろしが一斉にモニター心電図の方を向きました．数秒後，急に脈拍が遅くなりだし，一瞬0になると同時に，患者さんがうーっとうなったかと思うと，すぐにまた心臓が動き出し，心拍数も60まで戻って落ち着きました．

- 指導医：大丈夫ですよ．元に戻りましたよ．吐き気は大丈夫ですか？ 胸の不快感もないですか？
- 患者：治ってよかったけど，一瞬地獄に落とされたかと思うくらいしんどかったよ．
- 指導医：そういう人もいますね．でも大丈夫．また同じ発作が起こったときは，別の薬もありますから，今度はそっちを使いましょう．

ひろしは，PSVTの治療を目の前で見るのも初めてでしたが，アデホスの使い方や心電図の変化，患者はどんな気分になるのかなど，すべて初めての経験でした．また，別の治療薬ではこのような感じにはならないことも知りませんでした．単に投薬をしているだけではなく，現場でどんなふうに薬が使われ，患者さんがどうなるのかを薬剤師が知っておくことは，共感という患者さんとの信頼関係構築にも大切なことであり，これからはもっと積極的に治療現場に参加させてもらいたいなあと思いました．

その日の夕方，帰り道で偶然みさを見つけたひろしは，近寄っていって今日の出来事を一から十まで一生懸命に話しました．

- みさ：そうだったの．勉強になってよかったわね．息ごらえ，つまりvalsalva（バルサルバ）法や頸動脈圧迫で止まらないなら，次は薬．安全だからアデホスを使うこともあるけど，もしなかったり，患者が以前アデホスを使って気分が悪くなったから嫌だと言ったら，ワソラン®，リスモダン®，アミサリン®などを選択したりするわ．
- ひろし：そうなんだ．
- みさ：でも，ひろしくん．今日は薬で止まったからよかったけど，もし，薬を使っても止まらないときはどうすればいいか知ってる？
- ひろし：えっ？ 薬で止まらないとき…．薬で止まらないことってあるの？
- みさ：あるわよ．
- ひろし：そうなんだ．僕は薬で止まらないものはないって思ってた．
- みさ：答えは，カルディオバージョン．つまり，電気ショックね．
- ひろし：電気ショックって，BLSで習ったAEDとか？
- みさ：まぁ似たようなものだけど，正確には違うわ．AEDのときは除細動という言葉を使うわね．カルディオバージョンとの違いはね…

10 発作性上室頻拍って何？

みさは言葉を選んで説明します．

- みさ　除細動という言葉は，VF（心室細動）とpulseless VT（無脈性心室頻拍）にのみ用いるの．高エネルギー量で心臓にショックを与え，心筋全部を一気に停止させるのが目的ね．
　一方，カルディオバージョンという言葉は，VF，pulseless VT以外の頻脈性不整脈に用いるの．除細動のときと違って，少し低めの電気エネルギー量で心臓にショックを与えるの．
　除細動では，心拍と同期させないでショックを与えるんだけど，カルディオバージョンは，心拍と電気ショックを同期させて，R on Tのタイミングにならないようにショックを与えるの．まぁ，ここまで細かく覚える必要はないから，不整脈でどうしても治療できないときの最終手段が電気ショックって覚えておいて．
- ひろし　分かった．知識として知っておくのは重要だね．
- みさ　ところで，ひろしくん．今日はこれから予定ある？
- ひろし　家に帰るだけだけど．
- みさ　今日はパスタが食べたい気分ね．
- ひろし　分かったよ．じゃあ，駅前においしいパスタの店を知ってるから行ってみよう．

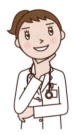

みさはきっと食事のあと，今日の続きで心電図の講義をしようと目論んでいることを，ひろしは分かっていました．
食事を終えアイスコーヒーを注文したあと，バックの中からいかにも読み込んだ感がある本を取り出してきたみさ．いろいろ線が引いてあったり，書き込んだ跡がいっぱい．そんな本のページをめくりながら，話し始めます．

- みさ　ひろしくんが病棟で見た心電図波形って，こんな感じだったでしょう（図2）？
- ひろし　似てる，こんな感じ．

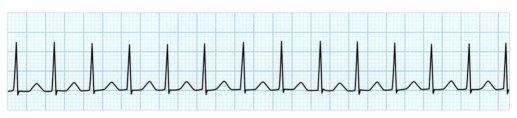

図2

みさ　これは発作性上室頻拍という不整脈．narrow QRS tachycardia（QRS幅が狭い頻脈）の一つね．英語ではparoxysmal supraventricular tachycardia，その頭文字を取ってPSVTって言うんだけど，房室結節や副伝導路などを介するリエントリー機序によって起こる頻脈性不整脈の仲間で，本当は5種類あるの（図3）．そのうちの3つがSNRT（洞結節リエントリー頻拍），AFL（心房粗動），AT（心房頻拍）．でも実臨床では，そのほとんどがAVNRT（房室結節リエントリー頻拍）と，AVRT（房室回帰頻拍）なの．分かる？

ひろし　急にそんな難しい言葉を並べられると，身体も頭もフリーズしちゃったよ．PSVTって言葉を聞くのは，今日はこれで2回目だけど，その他のAVN？Tだとか，リエントリーとか，いろんな知らない言葉ばっかりで（苦笑）．

みさ　そうね，ごめんね．ちょっと意地悪したみたいだけど，決してそんなつもりじゃないのよ．

ひろしは，そんなことは分かっているよと小さく首を縦に振ると，ちょっと微笑んでみせました．それに応えるように，みさも微笑み返します．

みさ　これを理解するには，まず「不応期」と「リエントリー」という現象を理解しないといけないの．不応期ってひろしくん，知ってる？

ひろし　不応期は知っているよ．高校の生物で習ったカエルの実験だよね．細胞，あの場合はカエルの筋肉だけど，筋肉細胞を電気刺激したあとに，次の興奮が可能になるまでの時間が不応期．筋肉細胞が不応期の時にいくら電気刺激しても，筋肉細胞は反応しないっていうやつでしょ．

みさ　そう．よく分かってるわね．そこはその知識で十分だから，では次，リエントリー．この言葉は初めてじゃない？

ひろし　確かに，初めて聞く言葉だなあ．エントリーの英単語の意味だったら何となく分かるけど，それが繰り返すっていうこと？

みさ　言葉の意味はそうね．不整脈で言うリエントリーは，一度生じた興奮が他の部位に伝播したあと，元の部位に戻って再び興奮させる現象のことを言うの．

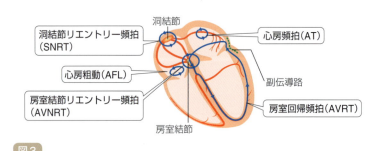

図3

みさはそう言うと,ボールペンと紙を取り出して絵を書き始めました(図4).

みさ じゃあ,まずこの絵を見て(**図4 a**).これは刺激伝導系のうちの房室結節を含む周辺組織だと思ってね.心房から電気刺激がやってきたとするでしょ.すると,この興奮が2方向に分かれるの.この,時計回り(α路)と反時計回り(β路)に分かれた興奮は,それぞれ伝導速度や不応期が違うの.仮にβ路は伝導速度が速くて不応期が長い,一方α路は伝導速度が遅くて不応期が短いとするよ.通常の興奮では,α路とβ路の興奮は,あるところでぶつかるとそこで消失するの.この場合,反時計回りの興奮は,6時方向のところで2つに分かれて,心室に向かわない方の興奮は時計回りの興奮とぶつかって,4時のあたりで消失してるでしょ.

今度はこの絵を見てね(**図4 b**).長い不応期のβ路の興奮が残っている時期に,心房性に期外収縮が起こったとするわよ.すると,この心房期外収縮からの興奮は,9時あたりで長い不応期のために興奮が遮断されて,それ以上進めなくて興奮が伝わらなくなるの.一方,時計回りの興奮(α路)はゆっくり伝わって心室まで届くの.

もし,この遅い興奮のうち,6時のところで心室に向かう興奮から分かれた残りの興奮が時計回りにβ路に伝わった際に,上手くβ路の不応期が解除されていたとしたら,この絵(**図4 c**)みたいにβ路を逆行して興奮は心房に逆伝導して,またその時点でα路の不応期が上手く解除されていたら,興奮は時計回りにα路を下行するでしょう.このように興奮がぐるぐる回ることをリエントリーと言うの.どう?ちょっと難しかったかな.

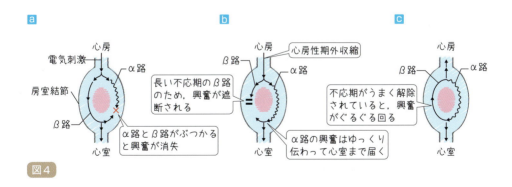

図4

ひろし　何となくは分かるよ．

みさ　何となくで十分よ（微笑）．この現象が房室結節を含む近傍で起こると，PSVTのなかでもAVNRTが起こったっていうことになるの（図5）．
今度は，残りのPSVTのうちAVRTの説明ね．

と言うと，みさはまた絵を書き始めました．

みさ　もし，洞房結節から出た興奮が房室結節から右脚，左脚に回って，その一部の興奮がさっきみたいに上手いこと不応期が解除されて心室に戻ることができたら，さっきと同じようなリエントリーが起こることがあると思わない？

ひろし　確かに．でも心臓の興奮は，洞房結節から発生し，房室結節を介してヒス束から心室に入り，右脚左脚に分かれておしまいでしょ？だから，リエントリー回路を作ろうと思ったら，脚から心房へ興奮が戻るような，電気の通路みたいなものが必要だよね．でも，そんなものはないよね．

みさ　それが，実はそんな電線を持っている人がいるの．こういう電線を，副伝導路って言うの．その代表にケント束っていう副伝導路があるんだけど（図6），この副伝導路を伝って，この絵のように心房 → 房室結節 → ヒス束 → 脚枝 → 副伝導路 → 心房というように電気刺激がぐるぐる回旋するとAVRTとなるの．
AVNRTとAVRTの電気の流れが違うことからも想像つくと思うけど，この2つのPSVTは心電図でも見分けがつくのよ．薬剤師のひろしくんにはあまり重要ではないかもしれないけど説明すると，AVNRTの場合は，リエントリーの状態から上向きに向かう電気刺激によって作られるP波と下向きに向かう電気刺激が作るQRS波のタイミングがほぼ近いので，P波がQRS波に隠

房室結節内のリエントリー回路

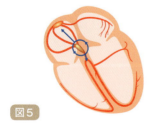

図5

WPW症候群におけるリエントリー回路

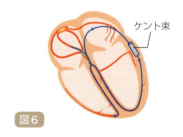

ケント束

図6

れてしまうんだけど，AVRTの場合は副伝導路から逆行性に電気刺激が伝わってP波を作り，その電気刺激がまた刺激伝導系を流れる，っていう順番だから，心電図は陰性P波が先行して見られて，その後にQRS波が見られるの（図7）．ちなみに，陰性P波は逆行性P波とも呼ばれるわね．

ひろし　なるほど，こういう機序でPSVTができるんだね．P波がQRS波に埋もれて分からなくなるのがAVNRT，陰性P波が見られるのがAVRTなんだね．

みさ　この2つの不整脈が起こるきっかけは，どちらも期外収縮なの．それとAVRTは，発作中はQRS幅が狭いけど，元の波形に戻るとQRS波の幅が広いの．なぜだか分かる？

ひろし　分からない．

みさ　ここを理解するには，さっき出てきたケント束やWPW症候群のことを知っていないといけないんだけど….

まだまだ講義を続けるつもりのみさ．店に入ってから，もう3時間が経過しようとしていました．

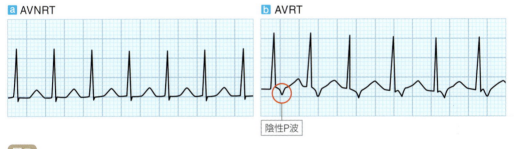

図7

> **ポイント**
> ▶ 臨床でよく出会うnarrow QRS tachycardiaの代表の一つである発作性上室頻拍はAVNRTとAVRTの2つ．この波形をすぐに描けるようになろう．
> ▶ アデホス投与後、心電図波形は変化どのように変化するのか覚えよう！
> ▶ 医師はどんな時にカルディオバージョンを行うのか知っておこう！

薬剤師に知ってほしいこと

頻脈発作時の心電図から心房細動，心房粗動，発作性上室頻拍，洞性頻脈などの鑑別が難しい場合，頸動脈マッサージをすると刺激中のみ脈が遅くなり，各波形の特徴がはっきりする．しかし，高齢者で頸動脈雑音があったり，頸動脈エコーで動脈硬化がある場合は，マッサージは禁忌となるので安易に行わないようにしよう．

また，発作性上室頻拍には5種類あるが，その多くがAVNRTとAVRTである．この2つの機序をしっかり覚えよう．

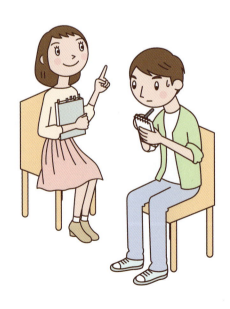

11 副伝導路って？

病棟ではじめてPSVT（発作性上室頻拍）をアデホスで治療するところを見たひろし．その夜，みさとごはんを食べた後にPSVTの心電図講義が始まりました．みさは，PSVTには5種類あるが，その多くが房室結節リエントリー頻拍（AVNRT）と房室回帰頻拍（AVRT）だと言います．そして，AVRTは，発作中はQRS幅が狭いけど，発作が治まるとQRS波の幅が広くなることを教えてくれましたが，その理由はひろしには分かりませんでした．

みさ　じゃあ，WPW症候群って知ってる？

ひろし　WPW症候群っていう言葉は知ってるよ．でも，詳細は知らないなぁ．唯一覚えていることは，心室期外収縮ではないのにQRS幅が広いってことかなぁ．それと，Wolff-Parkinson-Whiteの3人が名前の頭文字をとって，WPWってなったってことくらいかな．

ひろしは，ちょっと自慢げでした．WPW症候群の名称の由来を知っていることをみさが知ったら，きっとすごいと言って誉めてくれるんじゃないかと思ったからです．

みさ　ひろしくんって，昔から変わってないわね（微笑）．学生の頃も，皆が知らないようなことを知っている割に，試験はいまいちだったものね．

ひろしは一瞬顔が引きつりました．結構，心にグサッときましたが，昔からストレートに何でも言ってくれるみさの一言は的を射ていることが多かったのを思い出し，ひろしは苦笑いをしながら話を戻しました．

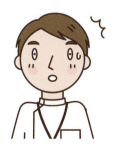

ひろし　で，WPW症候群の話なんだけど…

みさ　ごめん，脱線して．WPW症候群は別名早期興奮症候群とも言って，刺激伝導系を介して心室に到達する電気刺激よりも早期に心室の一部が興奮するものなの．この心室の一部が先に興奮するために電気刺激が通る道を副伝導路というんだけど，これには幾つかの異なるタイプがあって，一番有名で，覚えておくべきものが，さっき話した心房と心室を直接結ぶケント束なの．これ以外には，ジェームス束やマハイム線維と呼ばれるものなどいくつかあるんだけど，このあたりは医師の中でも循環器専門医くらいしか必要のない知識だから，今回は削除するね．

ひろし　分かった．深追いは厳禁だよね．でないと，また高校時代みたいになっちゃうもんなあ（微笑）．

ひろしは，自分の性格を十分知ってくれているみさのアドバイスに心から感謝しました．

みさ　そう，まずは基本をしっかりね（笑）．ケント束は解剖学上いくつかパターンがあって，その多くは左室自由壁に存在するの．あ，ごめん．左室自由壁って医学用語の意味は分かる？

ひろし　分からない．

みさ　そうよね．左心室は右心室と隣り合っている部分とそうでない部分があるでしょ．隣り合っている部分は，心室中隔っていうんだけど．それで，隣り合っていない部分を自由壁って言うの．右室に拘束されず自由に動けるっていう意味ね（図1）．

そして，ケント束がない場合，まずP波があって，その後PQ間隔がしっかり3〜5メモリあって，QRS波って続くんだけど，ケント束がある場合は，PQ間隔がこれより短くてすぐに⊿波があって，QRS波と続く．⊿波は心室の早期興奮でケント束の興奮を意味するんだけど，ケント束を通った電気は，その後速度が遅くなり，逆に房室結節から刺激伝導系を通った電気刺激の方が心室内に早く伝わって，QRS波となるの．

だから，ケント束がある場合，P波→短いPQ間隔→⊿波→QRS波となるのね．

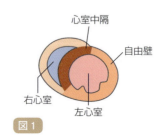

図1

11 副伝導路って？

みさはそう言って，紙に心電図波形と⊿波を書きました（図2）．

ひろし デルタ波って，形が⊿に似ているから，そう呼ぶんだね．

みさ このケント束が左室のどこを通っているかによって，12誘導に特徴が表れるんだけど，これはちょっと心電図初心者のひろしくんには必要ないかもしれないけど，興味ある？

ひろし 興味ある？って言われたら，あるって答えてしまうよ（笑）．

みさ そうね．でもひろしくんなら知っておいてもいいかもしれないから教えるね．簡単に，こんなのがあるんだって感じでいいからね．
ケント束が左室後壁にある場合は，心電図ではV1誘導に高いR波となるの（**図2 TypeA**）．また，右室側壁や中壁にある場合は，V1誘導に深いS波のパターンになるの（**図2 TypeB，C**）．このように，「心電図波形からある程度ケント束の場所が分かる」っていうことだけ知っておいてね．でも，ここまでで十分．これ以上の知識は循環器専門医レベルで，カテーテルアブレーションをするときには必要なんだけど，そうでないひと，まあ一般内科医レベルでも必要ない知識なの．

ひろし 了解，深追いはしないよ．

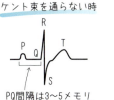
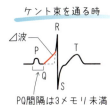

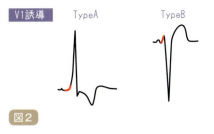

図2

みさ　さて，ここまで話したらゴールはもうすぐよ．さっきのPSVTの話では，心室から心房へ電気が流れる道があれば，AVRTが起こるようになるって言ったけど，この心室と心房をつなぐ電線の代表がケント束ってことね．それなら，ケント束があればいつでもΔ波が見られ，常にAVRTが起こるって思わない？

ひろし　そうだよね．そうなるよね．でも，違うの？

みさ　そうなの．細かく説明はしないけど，ケント束の伝導方向は一定ではなくて，心房から心室のみ伝導できるものと，その逆で心室から心房のみ伝導できるもの，両方向性の3つのパターンに分類できるの．特に逆方向性，つまり心室から心房へのみ伝導できるものは，潜在性WPW症候群といって，心電図にはΔ波は現れないの（図3）．

ひろし　へーっ，そうなんだ．ということは，さっき説明してくれたAVRTの場合，発作が起こる前はΔ波があったけど，発作が起こるとΔ波がなくなったのは，ケント束が両方向性ってことなんだね（図4）．

みさ　流石，ひろしくん．理解が早い．

ひろしは，みさに誉められると，いつもうれしくて仕方がありません．先ほどコーヒーを飲んでから少し時間が経ち，飲み物もなくなってきたので，調子にのって今度はケーキセットを注文するひろしでした．

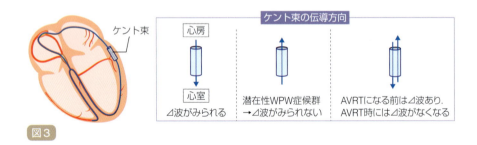

図3

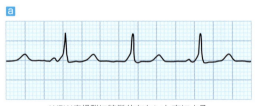

WPW症候群に特徴的なケント束によるΔ波がある波形〔wide（幅が広い）QRS〕

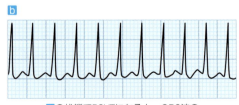

aの状態でPSVTになると，QRS波の幅が狭くなる〔narrow（幅が狭い）QRS〕

図4

11 副伝導路って？

その後，みさをマンションの近くまで送って家に戻ったひろし．例のごとく復習を始めるのでした．

ひろし QRS幅が広いパターンは 1) 心室期外収縮（VPC）と，2) WPW症候群．VPCの場合は，その前にP波はない．WPW症候群の場合は，その前にP波がある場合は，PQ間隔が2メモリ以下でQRS波の根元に⊿波がある（図5）．
WPW症候群は，心房と心室の間にケント束という副伝導路があり，心房の興奮が正常の伝導路より早くケント束を介して心室の一部を興奮させるため，その後，正常の刺激伝導路からの心室の興奮と融合して⊿波の分だけ広いQRS波となる．
WPW症候群はケント束の場所の違いで3種類に分けられ，その見分け方はV1誘導でQRS波が上に大きいならA型，QRS波が下に大きいならB型，下に大きくかつQSパターンを示すならC型って分けるんだ．これが，さっきみさが言っていた分類だな（図2, →p.87）．

あれこれ言いながらいろいろ調べているうちに，ひろしは"pseudo VT"という記述を見つけました．この波形は，一瞬VTと思えますが，WPW症候群で発作性心房細動が合併したときに起こるらしいのです．この場合，症状が重篤でかつ突然死の危険性があると記載されていました（図6）．

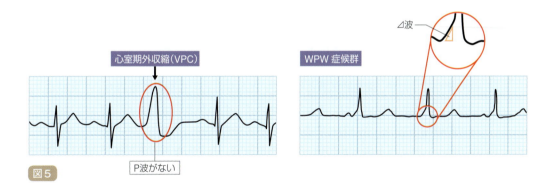

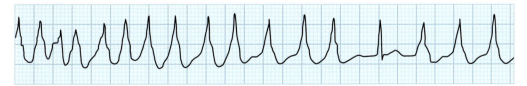

> **ひろし** もしこんな患者をみたら，発作性心房細動だから，治療はジゴキシンかワソラン®，インデラル®なんかでいけるんだろうなぁ．

そう思いながら本を先に読み進めていくと，「このpseudo VTは，ジゴキシン投与で起こった」と書いてあります．

> **ひろし** なんで？ 心房細動の治療薬ではだめっていうこと？ 不整脈の薬の使い分けって難しいなぁ．きっと，自分の理解がどこかおかしいはずだ．よし，今度またみさに質問してみよう．

そうして，「今度みさに不整脈の治療薬について質問すること」とメモしながら，また机の上で眠ってしまうひろしでした．

ポイント
- ▶ 自由壁，中隔，前壁，側壁，後壁の意味を知っておこう！
- ▶ ⊿波，ケント束とは何かを理解しよう！

薬剤師に知ってほしいこと

私もそうでしたが，薬剤師気質というか，どんなことでも細かく理詰めで考えがち．しかし，不整脈の勉強では，ある時は例えで，またある時は理論的にきっちり学ばなければならない．今回のところは，おおよそ理論的に理解した方が分かりやすいだろう．おおよそと言ったのは，正確に言えば，今でもきちんと説明できないところも多々あるから．でも，実臨床の知識は理屈より使えてなんぼという面もある．うまく見極めながら勉強しよう．

12 薬剤師こそSicilian Gambit分類を極めよ

ある日の病棟でのこと．看護師さんたちと心電図波形の前でいろいろ議論しているひろしを，薬剤部主任が遠くから見ていました．そして昼休憩のとき，ひろしの傍に寄ってきて話しかけてきました．

> **主任** 午前中病棟に上がったとき，大山君が楽しそうに看護師さんたちと話しているのを見かけたよ．

ひろしは一瞬焦りました．確かに午前中の病棟業務中，あまりにも持続時間が短いため心室細動（VF）か非持続性心室頻拍（nonsustained VT）か判断できない波形があり，ひろしは看護師さんたちから，この波形は何なのか意見を求められていました．すごく悩ましい波形だったこともあり，変に興奮して話していたので，きっと自分の気付かないうちに大声になっていたんじゃないか，それをたまたま病棟を通りかかった主任が見つけ，"仕事もせずになに大声を出して楽しそうに看護師さんたちと話しているんだ！"と言って，主任に今にもしかられるのではないかと思ったからです．

> **ひろし** ご，ごめんなさい．病棟で大きな声で看護師さんと話をしていたかもしれません．以後気を付けます．本当に，ごめんなさい．決して仕事以外のことで話していた訳ではないので．

主任はひろしの勘違い発言を聞き，笑いながら答えました．

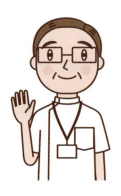

主任 確かに，ちょっと声は大きかったかもしれないなぁ（笑）．でも，そんなのはどうでもいいんだよ．実は…

と，少しトーンを変えて話を続けます．
ひろしはさらに焦りました．きっと，もっと重大な問題を自分が気付かないうちにやらかしていたのかもしれないと思ったからです．

主任 そんなに固くなると，話しにくいじゃないか．実は，大山君に頼みがあるんだ．君は噂によると，薬剤師でありながらかなり心電図が読めるそうじゃないか．中村看護師さんから聞いたよ．今朝の看護師さんたちとの会話から察するに，本当によく心電図を理解していると感心したんだよ．そこで，私を含め今度薬剤部の勉強会で，君が心電図の講義をしてくれないかなぁと思ってね．

ひろしはびっくりしました．一体自分はどんな噂になっているんだろうか，と．確かに，みさのおかげで以前に比べてかなり心電図は読めるようになったという自覚はありました．でも，まだ12誘導心電図まですべて読めるわけではないし，ましてや不整脈波形を見てどんな薬を使えばよいのかも，まだおぼろげにしか分かっていない状態でした．

ひろし 主任，私はまだモニター心電図と12誘導心電図の一部しか読めないのです．自分の最終目的である，どの波形の不整脈にどの薬を使うかもまだまだの状態です．そんな私が講義をするのですか？
主任 そうか．でも，私が言うのもなんだが，かなりできる方だと思うぞ．まぁ，あまり固く考えなくていいから，今度簡単なところから講義してくれないか．講義日までまだ2,3ヵ月ある．講義の準備で大山君自身も知識の整理ができるし，勉強になるだろうから，頼むよ．いいね．

主任から「いいね」と言われて，嫌ですとは言えないひろし．それに，みさも以前「自分自身が講義することで，いっぱい勉強できるから，講義依頼はできるだけ断らない方がいいよ」と言っていたことを思い出しました．

ひろし 分かりました．では，それまでに必死で勉強して，皆さんに分かりやすい講義ができるよう頑張ります．よろしくお願いします．
主任 本当に楽しみにしているぞ．

こんなこともあり，帰宅後早速机に向かうひろし．ちょっと昔のことを思い出します．

ひろし 心電図の勉強を始めようと思ったきっかけは，処方された抗不整脈薬の服薬指導の時に，患者さんからいろいろ質問されたにも関わらず，その薬がなぜ投与されているか，どんな効果があるかを全く説明できず，こんなことではいけないと思ったからだったなぁ．

そこで早速，不整脈の本を買って読んでみたけど，さっぱり理解できず．少し分かったのは，抗不整脈薬を理解するには，心電図を読めないとダメだということだったなぁ．だから，心電図が読めるようになろうと必死に一人でもがいたけど，結局難しくて断念．そんなとき，運よくみさと再会して，その思いを伝えた．薬剤師も心電図は読める方がいい，とみさに言ってもらって，彼女の協力もあって，今では曲がりなりにも，病棟で見かける程度の心電図は他人に聞くことなく読めるようになった．流石にまだペースメーカー植え込み患者のことは分かってないけど．でも，それ以外なら大体分かるようになったなぁ．

ただ，波形は読めるようになっても，自分はまだまだ薬のことが分からない．実際，病棟で多くの不整脈症例を経験させてもらって，そのとき医師がどの抗不整脈薬を使っているのかは，ある程度は覚えられた．でも，先生によって薬の選択が違う．患者の状態によっても違う．どうやって薬を選択しているのだろうか？いまの自分は，医師の処方した薬がどの目的で使っているのかはある程度把握できているけど，ではなぜ同じような薬の中で，あえてその薬を選んだのか，その思考回路が分かっていない．

ひろしは，今までのことを回想しながら，ちゃんと自分のできるところ，できないところをきっちり区別できるくらいの状態であることに自ら気付いていることを知りました．

ひろし 今までの知識ではダメだ．どの不整脈に対してどのような理由で，どの薬を医師は選択しているのかをちゃんと勉強して，薬剤部のみんなに解説できなければ．できるようになりたいなぁ．

と，想像を膨らませるひろしでした．そして，今まで経験して覚えた代表的な不整脈の治療薬について，なぜその薬が選択されたのかを，調べてみることにしました．

ひろし まずは，BLSでおなじみの心室細動(VF)と無脈性心室頻拍(pulseless VT)．そういえば，心肺蘇生が必要な不整脈の場合，蘇生が成功した後，先生たちはアミオダロンやリドカインを使っていたなぁ．予防目的でこれらの薬を選択しているってある医師が言ってたなぁ…そっか，VFやVTは心室で起こる不整脈だから，それを止めるのがリドカインやアミオダロンなんだ．心室に

効くっていうわけか．
　次は心房細動（AFL）．これはジギタリス製剤やβブロッカー，ワソラン®などを治療に使う．ジギタリスと言えば，薬学部時代には強心配糖体ということで心不全の治療薬って習った覚えがあるけど，この本にはちゃんと房室伝導を抑制する薬って書いてあるなぁ（汗）．大学時代，きっと授業でちゃんと習ったんだろうけど，もうすっかり記憶にない．当時，刺激伝導系や房室ブロックの意味が分かっていなかったから，きっと頭の中をスルーしていたんだろうなぁ．

そんなことを思いながら，ひろしは以前買った不整脈の解説書をパラパラめくっていました．すると，ある項目が目に留まりました．そこには，房室伝導を抑制する薬剤が5種類挙げてありました．

【房室伝導を抑制する薬剤】

❶ジギタリス製剤
- 房室結節には迷走神経が多数支配している．迷走神経にジギタリスが作用することで迷走神経活動が亢進した結果，刺激伝導を抑制する．しかし，この効果は即効性ではない．

❷βブロッカー
- $β_1$受容体の遮断を介して，交感神経の興奮により誘発される上室性不整脈に効率的に奏功し，心拍数を減少させ，興奮の伝導を抑制する．
- β受容体は洞結節や房室結節に多く存在するため，上室性不整脈に有効．

❸カルシウム拮抗薬（特にベラパミルとジルチアゼム）
- 房室結節の伝導はCa^{2+}に依存しているため，ここをブロックすることで房室伝導が抑制される．

❹Naチャネルブロッカー
- 心筋細胞の活動電位は，主にイオンチャネルによりコントロールされている．
- 脱分極と再分極の主役はイオンチャネルであり，Na^+電流が伝導性に関わっている．
- 房室結節の伝導は基本的にCa^{2+}電流に依存するが，房室結節と心房の移行部分にNa^+電流に依存する組織が介入している．

❺ATP製剤
- 代謝物のアデノシンがアデノシン受容体を介して，抑制性Gタンパクを経由して間接的にCa^{2+}電流を抑える．

12 薬剤師こそSicilian Gambit分類を極めよ

こうして1つずつ細かくその作用機序を見ていくと，確かに理屈も分かってよいのですが，現場で瞬時に判断しなければならないときには，これらの薬の詳細はすぐに思い出せません．困ったなぁと思うひろし．

ひろし　みさはこんなに多くの薬のことを細かく覚えて使っているんだろうなぁ．すごいなぁ．

その後数日経って，ひろしは病棟でカルテ入力しているみさを見つけました．近付いて声をかけようと思ったら，急にみさが振り向いて微笑みました．

みさ　寄ってくると思ったわ（微笑）．
ひろし　えっ（汗）．どうして？
みさ　だって，ひろしくんは私のことが好きだからに決まってるじゃない．

ひろしは一瞬顔がほてり，耳が熱くなるのを感じました．

ひろし　とっ，とっ，ところで．ところでちょっと，ちょっと…
みさ　どうしたの，ひろしくん．同じ言葉を何度も言って．壊れかけたおもちゃの機械じゃないんだから．

そういってクスクス笑うみさ．ひろしは冷静さを取り戻そうと，大きく深呼吸をして，

ひろし　ひとつ質問していいですか？

と，ゆっくりはっきり声を出してみました．

みさ　なに？　なんでも聞いていいわよ．

と，ひろしを真似るみさ．

ひろし　実は先日，不整脈の薬の勉強をしていたんだ．不整脈にはいろいろ種類があるでしょ．すべての作用機序を理解して使い分けを考えようとしたんだけど，覚えることがとても多くて混乱しそうになっていて．みさはどうやって，あんなに多くの抗不整脈薬を使い分けているの？　やっぱり記憶力？

みさは笑いながら，でもすぐに，真剣に質問するひろしに面と向かって答えました．

みさ　私もそれほど詳しく理解して使っているわけではないわ．まずは上司の治療の方法を見て，それで1つずつ覚えていってる．私も以前，指導医がどのような思考回路で薬を使い分けているのかなって思って，いろいろ聞いてみたのね．そのとき，抗不整脈薬の作用機序を理解するのに皆がよく使っている"Vaughan Williams分類"っていうのがあるのを教わったの．

みさはそう言うと，絵を書き始めました（図1）．

a Vaughan Williams分類

群			作用など	主な薬剤	洞性頻脈	上室性不整脈	心室性不整脈
Ⅰ群	Naチャネル遮断	Ⅰa	・心筋の活動電位持続時間*を延長させる	・キニジン硫酸塩水和物 ・プロカインアミド塩酸塩 ・ジソピラミド	○	◎	○
		Ⅰb	・心筋の活動電位持続時間*を短縮させる	・リドカイン塩酸塩 ・メキシレチン塩酸塩			◎
		Ⅰc	・Ⅰa，Ⅰbより強力な抗不整脈作用を有する ・心臓の活動電位持続時間*には影響しない	・フレカイニド酢酸塩 ・ピルジカイニド塩酸塩	○	◎	○
Ⅱ群	βブロッカー		・陰性の変事・変力作用を有する	・プロプラノロール塩酸塩	◎	○	○
Ⅲ群	Kチャネル遮断		・心筋活動電位の持続時間および再分極過程を延長する	・アミオダロン塩酸塩 ・ソタロール塩酸塩		○	◎
Ⅳ群	Ca拮抗薬（Caチャネル遮断）		・洞房結節や房室結節に作用して心拍数を減少する	・ベラパミル塩酸塩 ・ジルチアゼム塩酸塩	◎	○	

＊：活動電位の横幅．この長さがおおよその不応期，さらにQT時間に反映される．
◎：特に効果的，○：効果的

b 抗不整脈薬の作用部位

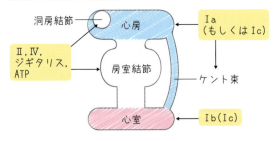

図1

みさ これがVaughan Williams分類っていうの（図1**a**）．昔は抗不整脈薬って数も少なくて，主に経験と試行錯誤から薬を使い分けていたんだけど，そのうちいろいろな抗不整脈薬が発売されて，混乱が生じてきたの．そこで，これらの薬の使い分けを理解するために，薬理学的作用の特徴から考え出されたのがVaughan Williams分類なの．もう少し細かく言うと，この分類は電気生理学的に心筋細胞の興奮過程のどの部分に薬が作用するのかによって分類されたもので，NaチャネルブロッカーをⅠ群，交感神経受容体遮断薬をⅡ群，Kチャネルをブロックすることで活動電位持続時間を延長させるのがⅢ群，CaチャネルブロッカーをⅣ群として分類したの．さらにⅠ群は，その活動電位持続時間と不応期に与える影響の違いから，Ⅰa・Ⅰb・Ⅰcの3つの群に分類されたの．

下の絵を見て（図1**b**）．これは，Vaughan Williams分類とその作用する場所を分かりやすく描いた絵なのね．例えば，Ⅰa群は心房とケント束に作用する，Ⅰb群は心室，Ⅰc群は心房と心室，洞房結節と房室結節にはβブロッカー，カルシウム拮抗薬，ジギタリス，ATP製剤が作用するの．この絵をしっかり覚えながら，Vaughan Williams分類にある薬の名前を覚えると，かなり薬の使い分けができるようになるわ．とっても便利でしょ．

ひろし へーっ，そうなんだ！じゃあ，これをきっちり覚えていれば，あのややこしい作用機序は考えなくてもいいんだね．

みさ 実際そうだったらいいんだけど，実はそうとも言えないの．例えばひろしくん，病棟で心房細動の治療にアスペノン®（アプリンジン）を使っている先生がいるの見たことない？

ひろし そういえば，多くの先生はジギタリスとかワソラン®（ベラパミル），βブロッカーを使っているよね．でも，ときどきアスペノン®を使っている先生がいるね．

みさ じゃあ，アスペノン®はさっきのVaughan Williams分類からいうと，Ⅰa群かなって思うでしょう．だって，心房に作用する薬という感じで考えるとそう思うわよね．でもアスペノン®はⅠb群なのね．

ひろし えっ，そうなの？

みさ アスペノン®はⅠb群なのに，実際心房細動のときにも使うの．心房細動に対する効果から考えると，他の薬よりちょっと効果が弱いんだけど．でもね，心抑制作用が弱いから心不全に使ったり，腎臓が悪い患者さんにも使いやすい．そこがこの薬のいいところなの．アスペノン®の細かい作用を見ていくと，実はNaチャネルブロッカーであると同時に，弱いながらもCa^{2+}も抑制する作用があるのね．つまり，Vaughan Williams分類上では，アスペノン®はNaチャネルの遮断効果で分類されてしまいⅠb群なんだけど，実際Ca拮

抗作用もあるからIV群に分類されてもよかったのかもしれない薬なの．でも，このVaughan Williams分類では，Ib群に入れられたっていうわけ．
　加えて，作用が多岐にわたる多種類の抗不整脈薬がその後次々に作られて，もともと分かりやすい分類だったVaughan Williams分類にさまざまな矛盾が出てきたの．その結果，新しい分類が必要なんじゃないかっていうことになったのね．で，Sicilian Gambit分類が作られたの（**表1**）．不整脈の薬って本当に難しいよね．どれ1つとしてまったく同じ作用の薬はないし．

ひろし　なるほど，何となく分かったよ．

表1 Sicilian Gambit分類

薬剤	イオンチャネル							受容体				ポンプ	臨床効果			心電図所見		
	Na			Ca	K	If	α	β	M₂	A₁	Na-K ATPase	左室機能	洞調律	心外性	PR	QRS	JT
	Fast	Med	Slow														
リドカイン	●											→	→	●			↓
メキシレチン	●											→	→	●			↓
プロカインアミド		Ⓐ			●							↓	→	●	↑	↑	↑
ジソピラミド			Ⓐ		●				●			↓	→	●	↑↓		↑
キニジン		Ⓐ			●		●		●			→	↑	●	↑↓	↑	↑
プロパフェノン		Ⓐ						●				↓	↓	●	↑	↑	
アプリンジン		Ⓘ		●	●	●						→	→	●	↑	↑	→
シベンゾリン			Ⓐ		●				●			↓	↑	●	↑	↑	→
ピルメノール			Ⓐ		●				●			↓	↑	●	↑	↑	↑→
フレカイニド			Ⓐ		●							↓	→	●	↑	↑	
ピルジカイニド			Ⓐ									↓		●		↑	
ベプリジル	●			●	●							→	↓	●			↑
ベラパミル	●			●			●					↓	↓	●	↑		
ジルチアゼム				●								↓	↓	●	↑		
ソタロール					●			●				↓	↓	●	↑		↑
アミオダロン	●				●		●	●				→	↓	●	↑		↑
ニフェカラント					●							→	→	●			↑
ナドロール								●				↓	↓	●	↑		
プロプラノロール	●							●				↓	↓	●	↑		
アトロピン									●			→	↑	●			
ATP製剤										■		?	↓	●	↑		
ジゴキシン									●		●	↑	↓	●	↑		↓

遮断作用の相対的強さ：● 低　● 中等　● 高
A：活性化チャネルブロッカー　I：不活性化チャネルブロッカー
■：アゴニスト

12 薬剤師こそSicilian Gambit分類を極めよ

みさ Vaugahan Williams分類は大まかな特徴で分けた分類で，Sicilian Gambit分類は細かい特徴で分けた分類…というより，すべての特徴を詳細に挙げた表っていう感じよね．こういうことは，他の分野でもあるでしょ？例えば感染症治療で使う抗菌薬の分類．Vaugahan Williams分類に当たるのが，ペニシリン（PC）系とか第一世代セフェム系とか，カルバペネム系などの分類ね．例えばPC系はグラム陽性菌に効くとか，第一世代セフェム系ならグラム陽性菌と一部のグラム陰性菌に効くとか，カルバペネム系は基本ほとんどすべての細菌に効くなど，その構造と大まかな特徴が類似していることで分けた分類．一方Sicilian Gambit分類に当たるのが，アンチバイオグラム（**表2**）ね．これは，一つ一つの菌に対して，効果があるかないかを細かく示した表．この違い，似てるでしょ！だから，まずは大雑把に抗不整脈薬がどこに効く

表2 アンチバイオグラム

主な細菌 \ 注射用抗菌薬	PCG ペニシリンG	ABPC ビクシリン	SBT/ABPC ユナシンS	PIPC ペントシリン	TAZ/PIPC ゾシン	CEZ セファメジン	CTM ハロスポア・バンスポリン	CMZ セフメタゾン	CTX セフォタックス	CAZ モダシン	AZT アザクタム	IPM/CS チエナム	EM エリスロシン	MINO ミノマイシン	CLDM ダラシンS	LZD ザイボックス	CP クロマイセチン	アミノグリコシド系一般	第1選択薬
PCG感受性 *S.aureus*	■	■	■	■	■	■	■	■	■			■	■	■	■		■	■	PCG，ABPC
ペニシリナーゼ産生 *S.aureus*			■		■	■	■	■	■			■					■	■	CEZ
S. aureus（MRSA）														■	■	■			VCM，TEIC，DAP，LZD
Streptococcus spp.	■	■	■	■	■	■	■	■	■		■	■	■		■		■		PCG
S. pneumoniae（PSSP）	■	■	■	■	■	■	■	■	■			■	■		■		■		PCG
S. pneumoniae（PRSP）	■	■	■	■	■		■	■	■			■	■		■		■		PCG，CTX，VCM
Enterococcus spp.	■	■	■	■	■							■						■	PCG，ABPC
E. faecium（VRE）																■			LZD

■：第1選択薬 　■：有効抗菌薬

のかをVaugahan Williams分類で覚えて，それぞれの細かい作用機序はSicilian Gambit分類を参照する，そんなふうに使い分けているかな．

ひろし　へーっ，そうなんだ．よく分かったよ．でも，こんな細かい使い分けをすべて把握して薬を選んでいるって，医師ってすごいんだね．

みさ　まさか（微笑）．こんなの頭の中に入っている先生は一部，それも不整脈専門の循環器医くらいね．多くの医師は，きっとSicilian Gambit分類という名前は知っていると思うけど，決してちゃんと使っていると思えないわよ．実際，不整脈専門医の先生に聞いても，「興味があれば勉強すればいいけど，普通はなくても十分治療はできる」って言うもの．私もまだまだSicilian Gambit分類をすべて理解して治療はできていないっていうのが真実ね．

ひろし　へーっ，そうなんだ．みさも分からないことってあるんだね．安心したよ（微笑）．

みさ　知らないことだらけだよ．でも，薬理学とか作用機序に関しては薬剤師の方が得意だと思うから，不整脈の心電図が読めるようになって，その波形が臨床症状的にどのようになって…ということが分かってきたひろしくんにとっては，これからVaughan Williams分類だけじゃなくてSicilian Gambit分類も詳しく学習して，作用機序の特徴を活かした薬の使い方を提案し，循環器科以外の一般医師に情報提供しながら処方設計に参画するべきだと思うの．抗菌薬の分野では，すでにこういうことが行われつつあるから，循環器に関しても同じようになって欲しいなぁって思うの．

薬剤師こそ，このSicilian Gambit分類をしっかり理解して，より患者に適した薬を提案できるようにならないと．ひろしくんならきっとできるようになると思うよ．

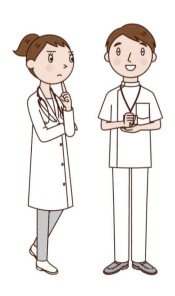

12 薬剤師こそ Sicilian Gambit 分類を極めよ

ひろしはとても嬉しくなりました．薬剤師がいったいどういうことを勉強して，医師に提案すればよいか，今までまったく分かっていなかったからです．

ひろし みさ，ありがとう．今はまだ分からないことだらけだけど，いつかきっとこのSicilian Gambit分類をしっかりと理解して，薬の特徴を活かした処方提案ができる薬剤師になれるよう頑張るよ！

みさ 期待しているわ！不整脈の勉強もあともう少しね．今度は，まだひろしくんにとって未知の分野，ペースメーカーについて教えるわね．ペースメーカーに関しては，きっと多くの薬剤師がほとんど知らないと思うんだけど，最低限知っておくと得することも多いわよ．服薬指導中にペースメーカーのこと質問されても，患者さんにちゃんと説明できるでしょ．

ひろし そうだよね．以前からそこのところも興味があったんだ．次回が楽しみだな．

家に帰ってから，ひろしは前回疑問に感じた点を改めて考えてみました．

ひろし そっか，WPW症候群に心房細動（AFL）が合併した場合，アデノシンやβブロッカー，カルシウム（Ca）拮抗薬，ジギタリス製剤を使用すると，AF刺激の全てを伝えないようにしていた房室結節の効果が抑制され，心房の刺激がケント束を通してどんどん伝えられるようになるんだ．すると，偽性心室頻拍（pseudo VT）となってしまうんだ．
だから，この場合はこれらの薬は使用してはならない．その頭文字ととって，A（アデノシン），B（βブロッカー），C〔カルシウム（Ca）拮抗薬〕，D（ジギタリス）のABCD（表3）は禁忌なんだ！こんな時は，ケント束の伝導と心房を抑制してくれる薬，つまりⅠa群が最適ってことだな…．
あっ！だから教科書にⅠa群のアミサリン（プロカインアミド）で治療するか，ダメなら電気ショックって書いてあったんだ!!

ひろしは，"自分ってすごい！"と自画自賛．またちょっと悪い癖が出てしまいました．

表3 WPW症候群にAFが合併した場合に禁忌の薬剤

A アデノシン	B βブロッカー
C カルシウム（Ca）拮抗薬	D ジギタリス製剤

ポイント
- Vaughn Williams分類，Sicillian Gambit分類の考え方を理解しよう！
- ⊿波＋AFで禁忌の薬，ABCDは何かを覚えよう！

薬剤師に知ってほしいこと

もし，専門薬剤師というものがあるとすれば，"専門医≧専門薬剤師＞非専門医"のレベルに薬剤師はなるべきだろう．すでに感染症の分野では，専門知識をもった薬剤師を養成しようと，化学療法学会が先頭をきって取り組んでいる．循環器分野も同じようになれば嬉しく思う．そのためにも，心電図の勉強をがんばってください！

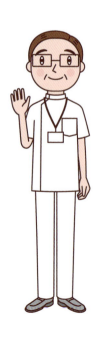

13 薬剤師に必要な心電図の知識はどこまで？

ある朝9時ころ．みさは病棟で，循環器指導医と入院患者さんのことで何やら話をしています．近くにいたひろしは，みさと男性が話しているのが，どうにもこうにも気になって仕方がありません．

みさ　先生，当直お疲れさまでした．深夜緊急入院した患者さん，シックサイナスみたいですね．いつオペされるんですか？

指導医　相変わらず情報早いなぁ．そうなんだよ．68歳の男性なんだけど，昨日深夜12時ころに，トイレに起きたらめまいがした，いつもこんなことはないって言って救急搬送されてきたんだ．来院時の検査では特に異常なくて，家に帰そうと思ったんだけど，どうしても不安だから入院させて欲しいって聞かなかったもんで，経過観察目的で入院させたんだ．で，朝6時に起きてトイレに行こうとしたらしいんだが失神して倒れてね．それで病棟から呼ばれて．モニター心電図つけてたから，チェックしたら最大7秒間の心停止があったんだ．テンポラリー入れようか迷ったんだけど，カテ室のスタッフが来るまでもう2，3時間くらいだったのと，イソプロいったら何とかしのげそうだったので，いま持続で様子を見てるんだ．でも，このままという訳にもいかないし，どちらにしてもテンポラリー入れて，後日電気生理してから適応があったらパーマネント入れようと思う．今日の午前中，私は外来があるから，奥村先生，申し訳ないけど午前中にテンポラリー入れておいてくれる？

みさ　分かりました．

指導医　良かった．じゃあお願いするよ．

はじめは，みさが仕事上とはいえ，男性と話すのが気になって仕方なかったのですが，その内容がペースメーカーのことだったため，途中からは内容の方に気を取られてしまったひろし．実は，以前からペースメーカーにとても興味があったのです．

なぜかと言うと，服薬指導のとき，患者さんが医師ではないひろしにペースメーカーのことを質問し，困らされた経験があったからです．ペースメーカーのことをまったく分かっていないひろしは話を合わせることもできず，いつも「よく知らないので，担当医に聞いてみてください」と答えていました．そして，「看護師さんでも少しは知ってるのに，あなたは何も知らないのね」と患者さんに言われてしまったことがあり，いつかは自分も少しは勉強したいと思っていたのです．

もしかしたら，患者さんにとっては，医師，看護師，薬剤師の違いはあまり関係ないのかもしれません．要は，病院で働いている人に聞けば誰でもいい，誰もが知っていると思っている患者さんもいるのかもしれません．

ひろしは様子をうかがいながら，ここぞとばかりにみさの傍に近付いていきました．

ひろし	おはよう，みさ．朝から忙しそうだけど，今ひとつ聞いてもいい？
みさ	おはよう．いいわよ，どうしたの？
ひろし	今日，みさがペースメーカーの手術するんでしょう？
みさ	さっきの話，聞いていたのね．手術というほど大げさなものではなくて，処置ね．よかったらテンポラリーペースメーカー入れるところ見に来る？
ひろし	テンポラリーって？
みさ	一時的に入れる簡易のペースメーカーを留置することを，「テンポラリーを入れる」って言うの．これに対して，永久に，つまり死ぬまでずっと皮下にペースメーカーを植え込む場合は「パーマネントを入れる」って言うの．
ひろし	そうなんだ．時間があれば行きたいけど，ちょっと今日は無理かなぁ．それより，この前みさが「ペースメーカーのことも勉強するべきだから，次回教えるね」って言ってくれてたけど，さっきの会話聞いて，早く教えてもらいたいなぁと思って．いつだったら時間とれそう？
みさ	そうだったわね．あっ，ごめん，言うの忘れてた．今日の夜6時から，9階西病棟，循環器病棟の看護師にペースメーカー初心者向けの講義をするの．ひろしくんに声かけようと思っててうっかり忘れてた．
ひろし	そうだったんだ．じゃあ聞きに行くね．絶対に！

ひろしは，以前みさがペースメーカーのこと教えてくれると言っていたので，てっきり二人きりで教えてもらえると思っていただけに，ちょっぴり期待外れで残念に思いました．でも気を取り直して，6時前までになんとか仕事を終えて講義会場に行きました．すると，看護師の中村さんがやってきました．

中村さん	大山くん，横に座ってもいい？
ひろし	どうぞ．

13 薬剤師に必要な心電図の知識はどこまで？

中村さん 今日は，奥村先生の講義ね．大山くんは，今日は奥村先生に講義に来るように言われたの？

中村さんの質問の仕方に，なにか裏があるように勘ぐってしまうひろし．

ひろし まあ，確かに誘われたんだけど，それが理由で来たわけじゃなくて．ときどき患者さんからペースメーカーについて質問されることがあって，そんなとき何も説明できないから，ちょっと勉強が必要かなぁと思ってね．それで，たまたま今日奥村先生が講義するっていうから，来てみたんだ．

中村さん そうなんだ，よかった（微笑）．ちなみに，VVIとかDDDとかいう言葉，大山くんは分かる？

ひろし えっ，分からない．

中村さん じゃあ，先に一つ覚えておいてね．VVIはリード線が1本．DDDはリード線が2本．これは今すぐ覚えておくほうがいいわよ．きっと奥村先生質問するから．

そう言った直後，みさが講義部屋に入ってきました．

みさ 皆さん，毎日は仕事でお疲れのところ，お疲れさまです．これからペースメーカーの講義の基礎編を行いたいと思います．ペースメーカーって聞くだけで難しいと感じてしまう人は多いと思いますが，ところでペースメーカーっていったい何をする機械か分かりますか？

あまり手が挙がりませんね．まあ，いいでしょう．皆さんは刺激伝導系って知ってますよね．心臓が動くためには，刺激伝導系の洞房結節から始まる電気信号が，房室結節，ヒス束，右脚と左脚，プルキンエ線維と伝わり，心臓が一回収縮しますよね．この心臓の刺激伝導系に何かが起こり，電気信号がうまく伝わらなくなると，心臓が十分に収縮できず，その結果脳に行く血液が不足して，失神や，場合によっては突然死などを起こします．このように刺激伝導系に電気信号がうまく伝わらない場合，その原因は大きく分けて

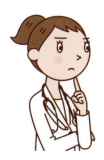

105

たった2つです．まずは，洞結節がちゃんと機能しなくなる．これを洞機能不全症候群と言います．それと，心房と心室の伝導が機能しなくなる．これを房室ブロックと言います．
ここまでみなさん分かりますか？

会場からは特に質問がないため，言葉を続けるみさ．

みさ　このような場合に，足りなかった心臓の指令を肩代わりするのがペースメーカーです．これがその模型です．模型といっても本物そっくりなので，今から回しますから一度手に取ってみてください．

みさはそう言うと，ペースメーカーの模型を見せながら，部屋にあったホワイトボードに次のように書きました．

> ペースメーカーを必要とするのはこの2つ
> ①洞機能不全症候群
> ②房室ブロック

みさ　今までに，ペースメーカーの実物を見たことがある人はいますか？

中村さんが手を挙げます．その横に座っていたひろしを見つけたみさは，すかさず聞きました．

みさ　他には？大山くんはどうですか？

ひろしは，自分が当てられるとは思ってもみませんでした．でも，前の中村さんの講義のときも，当てないと言っておきながら急に当てられたことを思い出し，ちょっと苦笑いをしながら答えました．

ひろし　ありません．
みさ　そうですか．今日ここに持ってきているのは，患者さんに説明するのに使っているものです．これを見ていただくと分かるように，ペースメーカーは本体，これをジェネレーターと言いますが，これにつながった電線，これをリードと言って，ペースメーカーはこの2つから構成されています．

看護師さんは結構知っていると思うのですが，ジェネレーターは多くは左鎖骨中線から2，3横指くらい下で，ちょうど大胸筋の筋膜の上に埋め込まれ，リードは静脈を介してその先端は，右心房や右心室に置かれます．

みさはそう言うと，スライドに2種類の絵を表示しました（図1）．

みさ　では，この2種類のペースメーカー，リード線が1本と2本の2種類ありますが，どちらがVVIでどちらがDDDって呼ばれているか，分かりますか？　はい，大山くん．

ひろしは先に中村さんから聞いていたので，来たーっと思いましたが，まさかまた自分が当たるとは想像していませんでした．

ひろし　リード線が1つの方がVVI，2つの方がDDDだと思います．単語の意味は分かりませんが（苦笑）．

みさ　よくできました．VVIとかDDDの説明はこの後にしますが，最初に皆さんに理解してもらいたいことがあります．
このジェネレーターとリード線とで，いったいどんな働きをしているのかということです．心臓からの情報，つまり心臓が発する電気信号をリード線を介してジェネレーターが受け取ったり，逆にリード線を介して心臓に必要なタイミングでジェネレーターから電気信号，つまり電気刺激を送るという，2つの仕事を行っています．これがペースメーカーのしていることなんです．
この2つの絵のように，ジェネレーター1つに対して，リード線が1本の場合と2本の場合があります．それぞれのリード線が，置かれた心房や心室の電気信号を受け取り，必要に応じて，電気刺激をジェネレーターからリード線を介して，心房や心室に送って心筋を興奮させます．

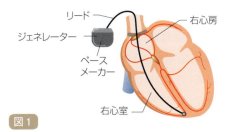
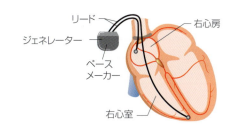

図1
ⓐ VVI（心室ベーシック）
　右心室にリードを1本留置
ⓑ DDD（心房心室ベーシック）
　右心房と右心室にそれぞれ1本リードを留置

ペースメーカーがやっていることはこれだけ．ある意味単純な作業ですね．しかし，そこにはいろいろな働き方のパターンがあって，それを細かく見ていくと，慣れていない人には結構難しいかもしれません．

難しいという言葉を聞いて，若い看護師さんたちの表情が一瞬が変わりました．それに気付いたみさが続けます．

みさ というわけで，ゆっくり理解できるように，今日は絶対に覚えてほしいことだけを話しますね．安心してください．必ず理解できるようになります．
先ほど，2種類のペースメーカーの絵を提示しましたが，これらのペースメーカーが患者の身体に入っているとき，皆さんは申し送りの時にどのように伝えますか？「リード線が2本入っているやつ」とか「1本のやつ」なんて申し送りしていませんよね（笑）．実際，リード線の根元は2つに分かれていて，先は1本になっているのもあります．それに，リード線が1本の場合でも，その先端が心房にあるものや心室にあるものもあるし，こうなってくると，もう説明が大変ですよね．リードの先端の位置は，ペースメーカーの働き方によって違ってくるわけですが，この違いをアルファベット3文字で簡単に伝えられるよう，ある取り決めがされています．
まず，このペースメーカーの取り決め，つまり設定モードをしっかり頭の中に入れて欲しいのです．

ペースメーカーモード

みさ ペースメーカーの設定は，基本的にアルファベット3文字で表されます．これを「ペースメーカーモード」と言います．代表的なモードはAAI，VVI，VDD，DDDの4つです．その中でも，特に皆さんは，VVIとDDDを覚えてください．余裕があるひとは，残りのモードも覚えてもらって結構ですが，初めからすべて覚えようとしても混乱しますから，まずは絶対に外せない2つだけを覚えましょう．
この3つのアルファベットは，順に従って並んでいます．その順番は，①刺激する部位，②感知する部位，③応答様式，です．アルファベットのAは，英語で心房を意味するAtriumの頭文字A，Vは心室を意味するVentricleのV，Iは抑制を意味するInhibitedのIです．Dは刺激部位および感知する部位のところで使うDと，応答様式のところで使うDの意味合いが多少違っていて，①と②は心房と心室の2つでD，つまりDualの意味ですが，③では刺激

する場合と抑制する場合の2つという意味でDualです．少し意味合いが違うので注意してください(表1).

まずはVVI (図1 **a**) について解説します．VVIとは，心室の電気興奮の状態を感知，つまり監視しながら，心室の電気興奮がないと判断したときに電気刺激を出して興奮させ，心筋を収縮させます．しかし，心室の自発的な興奮があるときは電気刺激する必要がないので，ペースメーカーは電気刺激を出さないように自ら抑制，つまりInhibitedするように設定されています．つまり，心室からの情報を得て心室を刺激しているということになります．

どんな不整脈のパターンのときにVVIモードのペースメーカーを使用するかというと，代表的なのは徐脈性心房細動です．心房細動の場合，心房はf波を1分間に200回近く出しているわけですが，そのうちの一部が刺激伝導系を通って心室に伝わります．仮に，心房から心室に伝わる電気刺激が極端に遅くなって心室の刺激伝導系になかなかやってこない場合，VVIペースメーカーが60回/分で設定されていたら，先のQRS波から1秒以上待っていても左室が収縮しないと判断したペースメーカーは，心室のリード線の先から電気刺激を発生させて心臓を収縮させようとします．分かりますか？

同じように，今度はDDD(図1 **b**) について考えてみましょう．では大山くん，DDDの場合はどうなるか考えて説明してみてください．

ひろしは「また来たー！」と思いました．中村さんも，ちょっとびっくりの様子．

ひろし DDDとは心房と心室の状態を感知して，もし心房の電気興奮がないと判断したとき心房を電気刺激して興奮させます．もし興奮があれば，そのまま様子をみます．その後，今度は心室の状態を感知し，もし心室の電気興奮がなければ心室に電気刺激を行い，あればそのまま様子をみる．1番目と2番目のDは心房と心室にリード線があるという意味でD，かつこのリード線が電気刺激に対して刺激するか刺激しないかの応答様式があるから，その意味で3番目の応答様式はDualのDという文字を使用するってことでいいですよね．

表1 ペースメーカーの表記方法(ペースメーカーモード)

分類コード	① 刺激部位	② 感知部位	③ 応答様式
AAI	A (Atrium)：心房	A (Atrium)：心房	I (Inhibited)：抑制
VVI	V (Ventricle)：心室	V (Ventricle)：心室	I (Inhibited)：抑制
DDD	D (Dual)：心房・心室	D (Dual)：心房・心室	D (Dual)：刺激・抑制

みさ　よく理解できていますね．実際にペースメーカーが作動している場合，ペースメーカー心電図にそれぞれ垂直に電気信号が現れます．例えばAAIの場合です（図2a）．AAIは，心房にリード線が1本来ている場合ですね．この場合，リード線は心房でP波を感知．もしP波が来なければリード線の先端から電気刺激が出て，その結果ペーシングスパイクが入ります．ここで電気刺激したという証拠にね．刺激の結果スパイクの後にP波が現れ，その後QRS波が続きます．VVIの場合は，もし自己のP波があったとしてもリード線が心房にないので感知できず，左心室に電気刺激が来れば何もしないけど，刺激が感知できないとペーシングスパイクが出て心筋を刺激し，そのあとにQRS波を作ります（図2b）．同様にDDDを見てみると，次のようになります（図2c）．

ひろし　ところで，このDDDはどんな不整脈の時に使うのですか？

みさ　代表的なのは洞不全症候群や房室ブロックね．理屈から考えると，洞不全症候群の場合はAAIでもOKなんだけど，のちのち房室ブロックが生じることがあるの．そうなったら，また心室にリード線を入れる必要がでてくるでしょう．手術は1回で済ませたい．そこで，今では初めからDDDのペースメーカーを入れて，心室の監視機能を停止させてAAIとして使用したり，のちのち房室ブロックが起こるようになったら心室の監視機能をONにしてDDDとして作動させるようにしているの．初めから房室ブロックの場合は，理屈上はVVIでもいいのかもしれないけど，心房の収縮がないと心拍出量が減るのね．心房のブースター効果って言うんだけど，この効果を出すため，できるだけ心臓が生理的に近い形で収縮してくれる方がいいのね．だから，房室ブロックの場合はVVIじゃなくてDDDを入れるの．

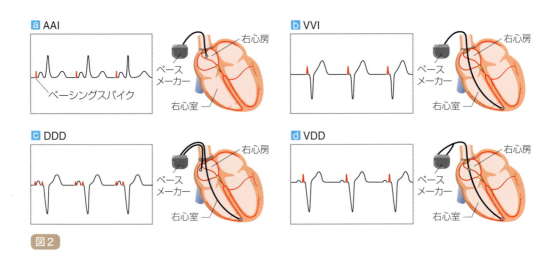

図2

みさ 房室ブロックだからといってすべてにペースメーカーが適応になるわけではなくて，その代表はⅡ度房室ブロックの中のモービッツⅡ型，高度房室ブロック，完全房室ブロックです．皆さんは以前の勉強会でブロックのことを習ったと思うけど，覚えてますか？

もう1度，簡単に説明しますね（図3）．ブロックにはⅠ度，Ⅱ度，Ⅲ度の中にはモービッツⅡ型とウェンケバッハ型，それに高度房室ブロック，完全房室ブロックがありましたよね．Ⅱ度のウェンケバッハは，少しずつP波とQRS波の間隔が開いていって，あるときP波の後に突然QRS波がなくなる．

これは，P波とQRS波をP君とQRS子ちゃんのカップルに例えると，P君が電話するたびにQRS子ちゃんは出るのがだんだん遅くなっていて，P君は「すぐに電話に出てくれないQRS子ちゃんは，きっと自分のことが嫌いになっているんじゃないか」って，失恋のショックを和らげるために予防線を張る．そうすれば，急にP君の電話にQRS子ちゃんが出なくなってもショックが少ない．でも，モービッツⅡ型の場合は，いつもP君の電話に同じタイミングで電話に出てくれていたQRS子ちゃん．それがある日急に音信不通になったもんだから，まったく心の準備ができていないP君はショックで失神してしまうって覚えたでしょう．こんなP君に，もしDDDモードのペースメーカーが入っていると安心ですよね（微笑）．

この他にも，高度房室ブロックや完全房室ブロックでもDDDがちょうど良い適応になります．一度，自分でゆっくり考えてみてください．ここで注意しておきたいのは，もしVVIを入れたときや，DDDでもT波の上に急にペーシングがかかると，Spike on T，つまりR on Tと同じ状態になって，VF（心室細動）やVT（心室頻拍）になることがあります．このようなことにならないように，ペースメーカーがT波の直上で作動しないよう電気的にペースメーカーに不応期を設けたり，その他いろいろ細かく設定しますが，そのあたりは循環器医師の専門分野だから省略しますね．

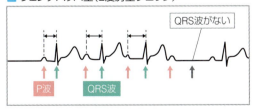

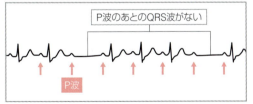

図3

井上看護師：では，どうしてテンポラリーはいつもVVIを入れるのですか？ AFL（心房細動）じゃなければDDDのテンポラリーが安心だと思うのですが．

みさ：いい質問ですね．DDDのテンポラリーペーシングの機械も売っているけど，あまり見たことがないですね，実際．なぜって，一時ペーシングにいちいち2本，時間をかけてリードを入れる必要はないからよ．VVIで十分．VVIでも心拍数の設定を多めにしておけば，自己心拍が出にくくなり，うまくペースメーカーにのってくれるわ．でも，心房のブースター効果のこともあって，長いことVVIのままっていうことはできない．だから，本当にテンポラリー，一時ペーシングなの．

他に質問は？ なければ，今日はここで終わります．一気に頭に詰め込むと消化不良になるから，今日やったところをしっかり理解して覚えてくださいね．最後にひとつ追加があります．次回の勉強会では，看護師の皆さんが一番知りたいペースメーカー不全の勉強をしますが，その際，「エーセンス（AS）」「エーペース（AP）」「ブイセンス（VS）」「ブイペース（VP）」という言葉がでてきます．何を意味しているかはこのスライドを見てください（図4）．これをしっかり理解してきてくださいね．それでは，今日はここまでです．お疲れさまでした．

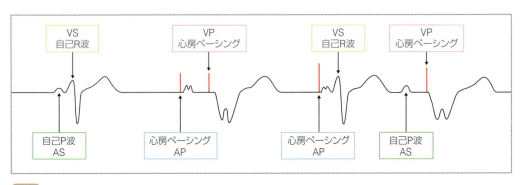

図4

13 薬剤師に必要な心電図の知識はどこまで？

講義が終わると，みさがひろしに話かけてきました．

みさ 講義どうだった？

ひろし ペースメーカー自体のことは何となく分かったけど，途中で出てきた洞不全症候群とかモービッツⅡ型などの房室ブロックに関しては，まだきっちり勉強していなかったから説明についていけなかった．でも，どんな時にペースメーカーが必要なのかは何となく分かったよ．ところで，ペースメーカー不全の勉強会はいつなの？

みさ それじゃ，今度は簡単にブロックの話の復習や，そうね，一度今まで勉強してきた心電図を危険度別に勉強しようね（微笑）．
ペースメーカー不全の勉強会は，まだはっきり決まってないの．でも，ペーシング不全に関しては，薬剤師のひろしくんには必要ない知識かもしれないわね．知っていてもいいかもしれないけど，興味があったらでいいんじゃない？

ひろし そっ，そうなの？

みさ 医師や薬剤師，そして医療従事者がつつがなくコミュニケーションをとるためには，共通言語にあたる基本的臨床医学知識を習得することはとても重要よ．その一環として，薬剤師も不整脈の薬を扱い説明する関係上，心電図を勉強するべきだというのは確かなんだけど，その基本的臨床医学知識は自分の立場で少しずつ変わるわ．
ペーシング不全の知識がなぜ医師や看護師に必要かといえば，例えば夜間当直帯に患者の状態がおかしいとき，その原因はペースメーカーがうまく動いていないからなんだろうかとかチェックする必要があるの．現場でその知識がないと困るのは，医師や看護師．薬剤師も知っていてもいいかもしれないけど，実際に使うことはほとんどないわ．そういう知識は，きっと余裕があるときに勉強すればいいのよ．
医師が知っていることを全部知ろうなんて到底無理よ．医師も，薬剤師のやっていることを全部知っているわけではないでしょ．つまり，お互いの業務はそれぞれ専門家として知っておくべきことと，意思疎通のために知っておくべき基本的臨床医学知識を，出来る限りはっきり認識して勉強することが大切だし，その考えからすると，ペーシング不全の知識はひろしには差し迫って覚える必要はないと思うの．

ひろし なるほど．職種によって必要な知識と，みんなが知っておく方が良い知識，つまり「基本的臨床医学知識」を区別する必要があるんだね．

みさ どこまでが基本的臨床医学知識というのかは，はっきりしたものではなくって，それぞれの立場で試行錯誤しながら身に付けていくべきものだと思う．でも，このぼんやりした状態では，どこまで勉強すればいいか分からないと

思わない？ それで，おおよそだけど，基本的臨床医学知識は「初期研修医が知っているレベル」なんじゃないかなって私は思うの．医師は学生の頃と初期研修2年でいろいろな科を回るけど，それはみんな共通の言語を身に付けるという目的もあるの．医学知識って奥が深いし常に進歩するから，全て理解するなんて到底無理．でも，各専門家が自分の専門知識を門外漢の科の先生に伝える時には，この辺りの知識は当然知っているよね，っていうところまで降りていって伝えると，みんな理解してくれるの．この，「医師が当然知っているだろうという知識」が基本的臨床医学知識なの．

ひろし そうなんだ．ペーシング不全もそうってこと？

みさ きっと循環器に興味がない医師は，ペーシング不全という意味と言葉は知っているけど，その場合にペースメーカーをどのように設定し直すかなんて知らないわよ．

ひろしは今まで，不整脈の勉強をするのに，医師が知っている全ての心電図の知識が必要なのだと思っていました．しかし，みさとの会話で何となく，自分がマスターすべき範囲，薬剤師が必要な心電図の知識の範囲が分かってきたような気がしたのでした．

ポイント

▶ ペースメーカーを必要とする不整脈を言えるようになろう！

▶ VVIとDDDの違いを理解しよう！

▶ DDDペースメーカーの必要な心電図波形が分かるようになろう！

薬剤師に知ってほしいこと

基本的臨床医学知識の観点から，ペースメーカーの知識を簡単に説明できる程度に理解する必要があるだろう．しかし，さらにペースメーカーの知識を深追いすると，迷宮に入ってしまう．本書の168ページを勉強して，まずは基本的なところをおさえよう！

14 徐脈性不整脈を極める

前回のみさの講義で看護師さんたちが普通に知っていた，ペースメーカーが必要な心電図の周辺の知識を勉強するため，ひろしは久しぶりに駅前の喫茶店でみさと待ち合わせていました．喫茶店にある古い振り子時計がちょうど8時を告げると同時に，みさが店内に入ってきました．

みさ お待たせ．さあ，始めるわよ．
ひろし えっ，もう？何か食べないの？
みさ ごめん，さっき院内の勉強会でお弁当がでて，もう食べちゃったの（微笑）．
ひろしくん，もしかして私がまだ食べていないと思って今まで待ってくれてたの？
ひろし そう，待ってたよ．
みさ ありがとう．優しいね．

ちょっと照れるひろし．みさは，店員にコーヒー2つと卵サンドを注文し，さっそく心電図の話を始めました．

みさ 今までひろしくんと勉強してきたのは，心拍数が増加して困る不整脈，つまり頻脈性不整脈でしょう．例えば発作性心房細動とか，発作性上室頻拍とか．じゃあ，前回の私のペースメーカーの講義で出てきた不整脈はどんな不整脈か，一言で説明できる？
ひろし ひとこと？
みさ そう．頻脈性不整脈に対して．
ひろし 徐脈性？
みさ そう，当たりね．徐脈性不整脈には大きく2つ，洞不全症候群と房室ブロックがあるの．これは前回の講義で教えたわね．
まず，洞不全症候群の説明から．何らかの原因で洞房結節の働きが低下して「電気刺激を作ることができない」，「電気刺激を作り出したのに途中で遮断されて，心房に伝わらない」，「電気刺激を激しく作り出したり，ときに休ん

だりと，規則正しい心拍を作れない」といった状況で徐脈を伴う場合を洞不全症候群といって，英語でsick sinus syndrome，その頭文字をとってSSSっていうの．洞房結節は音楽バンドのドラマーによく例えられるわ．普通なら一定のテンポでリズムをとるのに，テンポが遅すぎたり，途中で止めたら，演奏は上手くいかなくなるでしょう．

洞不全症候群の代表的な心電図は大きく3つ，①洞性徐脈，②洞房ブロック・洞停止，③徐脈頻脈症候群に分けられるの．それぞれの心電図を見ていくわよ．

みさはそう言うと，テキストの付箋を付けたところを広げました．

みさ　まずは洞性徐脈．普通，洞房結節からの電気信号は心拍数で60〜100回/分なんだけど，だんだん歳をとると生理的に心拍数が遅くなって，教科書によっては正常心拍数が50〜100回/分となっているものもあるの．それで，心拍数が50回/分未満のものを洞性徐脈っていうの．これが洞性徐脈の心電図ね（**図1**）．次は洞房ブロック・洞停止ね（**図2**）．この心電図の場合，ずっとP-QRS-T，P-QRS-Tと波が続いていたのに，急にP波が出る予定の時間にP波が出ず，それに続くQRS波もない．その後，次にP波が出るところで普通にP-QRS-T波って続いているでしょう．これは，洞房結節で電気が出たにも関わらず，その電気信号がブロックされて心房に電気が伝わらなかったためにP波が作れなかった場合か，または，完全に洞房結節が電気刺激を作らなかった場合などが理由として考えられるの．

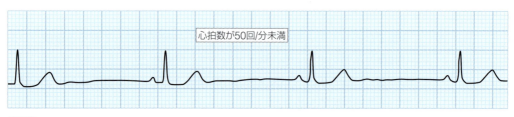

図1

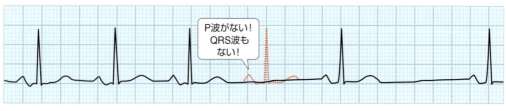

図2

14 徐脈性不整脈を極める

ひろし　つまり，洞性徐脈は心拍を作るテンポが通常より遅い，洞房ブロック・洞停止は心拍を作るのを時々やめるってことだよね．

みさ　そうね．ひろしくんは，自分でちゃんと一度消化して，噛み砕いて分かりやすい言葉に置き換えるのが得意よね．

ひろしはみさに褒められて，とても嬉しくなりました．

みさ　じゃあ，最後は徐脈頻脈症候群（図3）．これは洞結節の機能低下に加えて，心房細動などの頻脈性不整脈発作が交互にみられるもので，頻脈が停止したのちに高度の洞停止が生じることが多いの．

ひろし　早く心拍を作ったかと思うと，急にやめて，思い出したように通常に戻るって感じだね．

みさ　そう，そんな感じね．
今度は，房室ブロックね．これは，刺激伝導系の中継地点である房室結節の働きが低下し，必要な電気信号を心房から心室に伝えられない状態を言うの．そうそう，さっきの洞房ブロックや，この房室ブロックみたいに，心臓内でブロックが起きるところは4つあるんだけど（図4），洞房ブロックはこの図のⒶ，房室ブロックはⒷのところで起こるのね．ⒸとⒹはまた今度説明するね．

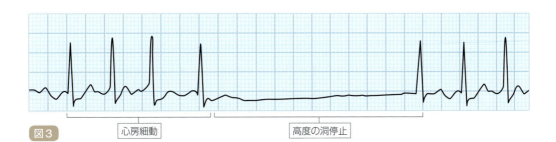
図3　心房細動／高度の洞停止

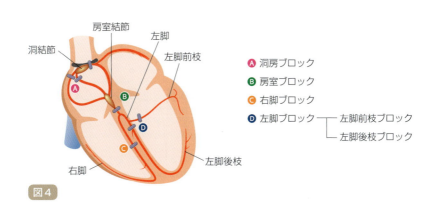
図4
Ⓐ 洞房ブロック
Ⓑ 房室ブロック
Ⓒ 右脚ブロック
Ⓓ 左脚ブロック ── 左脚前枝ブロック／左脚後枝ブロック

話を戻すと，房室ブロックは①Ⅰ度房室ブロック，②Ⅱ度房室ブロック，③高度房室ブロック，④完全房室ブロックの大きく4つに分かれるわ．

ひろし この前のペースメーカー講義では，Ⅱ度房室ブロックの中に2種類あって，モービッツⅡ型とウェンケバッハ型の2種類があるって言ってたんだよね（→p.111）．

みさ そうね，よく覚えているわね．

ひろしはまたみさに褒められて，さらに嬉しくなります．

みさ 続きね．Ⅰ度房室ブロックは，房室結節経由の伝導が遅くなり，PQ間隔の延長を認める場合．正常のPQ間隔は，小さいメモリで3〜5メモリが正常だったでしょう？つまり，それ以上PQ間隔があいた場合を言うのね（**図5**）．

Ⅱ度房室ブロックは，一部の心房の興奮が心室に伝わらない場合で，ひろしくんが覚えてくれていたモービッツⅡ型とウェンケバッハ型があるの．高度房室ブロックは，Ⅱ度房室ブロックのうち，房室伝導比が2：1より低い場合を言うの．例えば2：1なら，正常のP-QRS-T波のあと，本来なら次のP-QRS-T波が出るところにP波だけ出て，QRS波がないの．で，その次はまた普通にP-QRS-T波，でもその次はP波だけ，っていうパターンが続くの．3：1の場合は，P波，P波，P-QRS-T波のパターンを繰り返すって感じね（**図6**）．

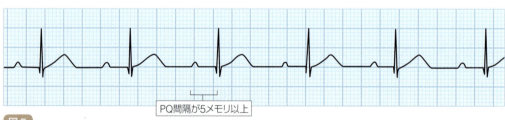
図5

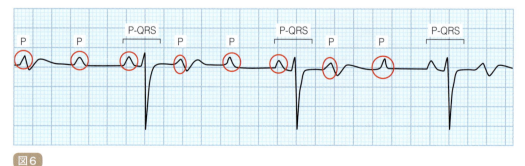
図6

みさ　最後の完全房室ブロックは，別名Ⅲ度房室ブロックといって，心房の興奮が心室にたどり着かず，心房と心室が勝手なペースで興奮している状態ね（図7）．P波だけ，QRS波だけを見ると間隔は一定なんだけど，P波とQRS波が連携してなくて，間隔がばらばらだったり，P波の次にまたP波が出たりしているのね．

ひろし　なるほど．…ん？ ちょっと待って．ここまで見た洞不全症候群と洞房ブロックは，全部ペースメーカー適応っていうことになるの？ そんなことないよね？

みさ　そうね．例えば洞性徐脈でも心拍数が40回/分くらいなら，経過観察だけでペースメーカーは入れないわ．じゃあ，どんな時にペースメーカーを入れるかというと，まずは症状．失神やめまいね．もしこういう症状があって，その原因が明らかに洞性徐脈によるものなら適応ね．でも実際には，RR間隔が少なくとも3秒以上伸びた場合しかこういう症状が起こらないことが多いわね．3秒は微妙で，施設によっては失神などの症状があって，かつ3.5秒以上RR間隔があけばペースメーカー適応としているところもあるわ．

ひろし　そうなんだ．

みさ　洞房ブロックや洞停止，徐脈頻脈症候群の場合も同様ね．ただし，徐脈頻脈症候群の場合は，以前勉強したように，頻脈を放置しておくと心不全傾向になるから治療をしたいんだけど，もし頻脈を薬でうまくコントロールできたとしても，急に徐脈になった場合は，薬の影響もあってさらに徐脈になるかもしれない．それでは困るでしょう？ こういう場合は，ペースメーカーを入れて最低限度の心拍を保証する，つまりバックアップ目的のペーシングができるようにしておいて，それから頻脈コントロールのための薬を使うのよ．

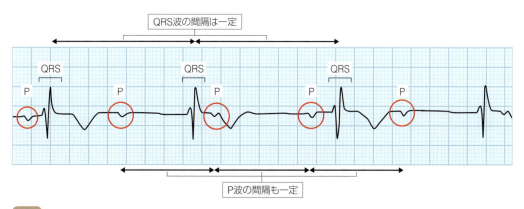

図7

ひろし なるほど．前から疑問に思っていたことが理解できたよ．ペースメーカー入れてて，βブロッカーやジギタリス製剤，ワソラン®などをたくさん飲んでいる患者さんがいて，とても疑問に思ったことがあるんだ．

みさ 房室ブロックの場合もやっぱり，失神やふらつきという症状があって入れる場合もあるんだけど，症状がなくても心電図波形だけでペースメーカー適応になるのが，洞不全症候群と違うところね．房室ブロックの場合，Ⅰ度とⅡ度のウェンケバッハ型はペースメーカーの適応にならないの．その他の房室ブロックはペースメーカーの適応．じゃあ問題．洞不全症候群と房室ブロックでは，どちらがより重症と考えると思う？

ひろし そうだなあ，どっちだろう？ 分からないなぁ．

みさ この答えは，「心臓のどこが一番重要か」を考えれば簡単に導き出せるわ．つまり，左心室が収縮しないことが一番命に関わるの．洞不全症候群の場合，刺激伝導系はちゃんと断線せずに繋がっているけど，房室ブロックは刺激伝導系が房室結節のあたりで断線しているってことでしょう？ モービッツⅡ型とウェンケバッハ型の違いは，モービッツⅡ型はより心室に近いところに障害があって，ウェンケバッハ型の方がより心房に近いところに障害があるの．細かいことは抜きにして，「悪い場所が左心室に近ければ近いほど重症」っていうイメージが大切ね．

みさ では，ここで質問．この前の私の講義をしっかり理解できていれば間違えることはないわ．心拍数が20回/分の洞性徐脈では，どの種類（図8）のペースメーカーを入れる？

ペースメーカーの表記方法（ペースメーカーモード）

分類コード	① 刺激部位	② 感知部位	③ 応答様式
AAI	A（Atrium）：心房	A（Atrium）：心房	I（Inhibited）：抑制
VVI	V（Ventricle）：心室	V（Ventricle）：心室	I（Inhibited）：抑制
DDD	D（Dual）：心房・心室	D（Dual）：心房・心室	D（Dual）：刺激・抑制

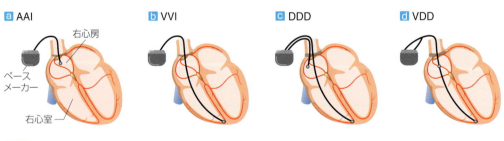

図8

ひろし RR間隔は計算上3秒だから，きっと失神などの症状があって，ペースメーカーは適応だと思う．種類は，P波の監視が大切で，もし電気刺激がなければ心房を刺激してP波を人工的に作り出せば，その後の刺激伝導系はしっかりしているからQRS波は自ずと出るはずだから…ペースメーカーのタイプはAAI型かな？

みさ すごい，正解！ 一応，将来房室ブロックが起こったときのことも考えてDDDもありだけどね．じゃあ，次．徐脈頻脈症候群の場合で特に多い，頻脈性心房細動の場合は？

ひろし 心房はf波が出ていて，もし心房にリード線を入れて監視しても，どれがP波かf波か分からない．だから，心房リードは使用せず，心室にリード線を入れて，QRS波があれば刺激しない，なければ刺激してQRS波を作るので十分…ということは，VVIだと思う．そうして，さっきみさが教えてくれたように，バックアップで最低限の心拍を保証して，心房細動の治療薬を加える，だね．

みさはひろしに，自分にはない，ちょっと違った才能に魅力を感じているのを意識していました．

みさ 流石ね，ひろしくん．よく分かっているみたいだから，あとは私が説明するね．房室ブロックでペースメーカーを適応する場合は，基本は心房と心室の連絡が途切れているところだから，その連絡の橋渡しとする目的で，心房と心室の情報をペースメーカーのジェネレーターが認識できれば良いので，DDDを選択すればいいの．以前は，リード線一本で心房の監視と心室での電気刺激を行うVDDというモードもあったのね．でも最近は全然使われなくなったの．使われなくなったという意味ではAAIも同じね．結局，DDDとVVIがあれば事足りるのよ．だから前回の勉強会で，今はこの2つがよく理解できていればいいって話したの．

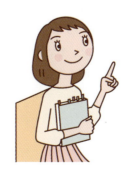

ひろし　よく分かったよ．とても参考になった．あと，ちょっと聞きたいんだけど，この前の講義で徐脈の患者さんにイソプロテレノールを使っていたけど，徐脈の治療薬って他にはないの？プレタール®でも良いの？

みさ　そうね．イソプロかプレタール®がよく使われるわ．でも，長期投与というより，短期間限定で使用することが多いわね．前に何かで読んだことがあるんだけど，プレタール®で頻脈を誘発してもある程度効果はあっても，催不整脈の危険性もあるって書いてあったから．だから，本当に徐脈の治療をするのはやっぱり永久ペースメーカーの植え込みということになるわね．
　　　さて，ここでちょっと休憩．私も何かちょっと小腹がすいてきたから，もう一杯コーヒーとチーズケーキもらおうかな．

みさはひろしの瞳を見つめながら言いました．そうして，二人の今日の勉強会はまだまだ続くのでした．

ポイント

- ▶ ブロックの種類と場所を覚えよう！
- ▶ 徐脈頻脈症候群の場合，どのように治療するか（なぜペースメーカーを入れているのにβブロッカーやジギタリス，ワソラン®を投与するのか）を理解しよう！
- ▶ 徐脈を一時的にしのぐために使用する薬はどんなものがあるかを理解しよう！

薬剤師に知ってほしいこと

徐脈性不整脈の根本治療は薬ではなく，ペースメーカーの植え込み．一時的にβ刺激薬で脈を速くしたり，プレタール®の副作用を利用することもあるが，あくまで一時的な治療であること，また徐脈頻脈症候群の場合，ペースメーカーでバックアップを保証して，頻脈治療をすることを覚えておこう．

15 脚ブロック

今朝は快晴の影響からか，外は吐息が真っ白になるほど寒い日でした．けれども，いったん病院の建物の中に入ると，その暖かさからいつも季節感を忘れてしまいがちになります．しかし，時間の感覚は季節感ほどずれないのは，病棟業務中そっと眼を上げると，窓から差し込む光を感じることができるからです．

でも，さすがにこの地下にある検査室は違いました．明るさの質が全く違います．電気の光で，目に痛みすら感じるように思えました．窓がない，なんともいえない閉塞感のある空間．そんな中で，いつも循環器医と放射線技師が何かの検査をしています．

ひろしにとっては，単に薬の補充があるから向かうだけの地下空間で，このなんともいえない違和感が好きではありませんでした．さっさと用事を済ませて引き上げたい場所です．しかし，今日は違いました．届ける薬がATP製剤のアデノスキャン®だったからです．以前，病棟で発作性上室頻拍（PSVT）の患者にATP製剤のアデホスを投与したらどうなるかを見た経験が，ひろしをこの地下室の空間にとどめておく理由には十分なものでした．

> **ひろし** アデノスキャン®って，添付文書には「毎分120μg/kgを6分間持続静注」って書いてあるけど，どうしてこんな使い方なんだろう？

ひろしは，ふと不思議に思いました．なぜなら，アデホスは半減期がわずか10秒以下であり，前に病棟で見た時（→p.77）には急速静注（ショット）していたからです．

そんなことを考えながら薬を補充していると，心筋シンチ検査を始める前に，指導医と初期研修医が12誘導心電図を眺めながら話をしていました．

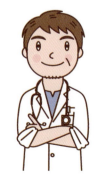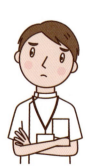

指導医　この12誘導心電図を読んでみて．
初期研修医　えーっ，あのーぅ，個々の形が変で…（苦笑）．
指導医　おい，君は国家試験とおってきたんだろう？　もっと医師らしく表現できないのか？
初期研修医　えーっと，このV1誘導のところが，正常と違ってガクガクと…（苦笑）．
指導医　ガクガク？

ひろしは横目で，その心電図をちらっと見てみました．12誘導心電図を少しはかじったことのあるひろしは，一瞬にしてV1誘導がrsR'型だと分かりました（図1 a）．

指導医　V1誘導を見ると，P波のあと，QRS波にあたる部分が広くなって，さらに2つに分かれてM字型みたいになっているだろう．これはrsR'型といって，右脚ブロックの時に見られるパターンだな．R波が2つある時は小さい方を小文字のr，大きい方を大文字のRを使って表す．また，2つめのR波にはダッシュ（'）をつけてR'波と言うんだ．思い出したか？　国試の勉強でやっただろう．
初期研修医　はぁ．
指導医　この波の切り込みのことを「ノッチ」とも言うな．はっきりM字型に見えないノッチもある（図1 b）．ところで，右脚ブロックってのはなんだ？
初期研修医　刺激伝導系の右脚が，何らかの原因で断線している状態です．
指導医　そうだな，まぁそんなところでいいだろう．じゃあ，今度は左脚だが，左脚ブロックはどんな波形になるのかな？
初期研修医　えーっと…．
指導医　おい，研修中なんだから，ちょっとくらいは予習してこないと（苦笑）．

指導医はそう言うと，きっといつも研修医に同じ質問をしているのでしょう，すでに準備してあった12誘導心電図波形と刺激伝導系の絵を持ち出してきて説明を始めました．

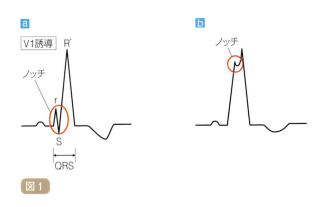

図1

15 脚ブロック

指導医：まずは，基本からだ．刺激伝導系の脚は，右は1本，左は2本だ．左は前枝と後枝の2本ある．つまり，心房から送られてくる電気刺激は，心室に入ってから3本の脚に伝わるわけだ（図2）．で，ちゃんと伝わったときは，この正常の12誘導心電図になる（図3）．

初期研修医：はい．

指導医：ところが，もし右脚が何かの影響で断線して電気の流れがブロックされた場合，右脚の刺激伝導系で支配されている心筋には正式ルート，つまり刺激伝導系から効率的に電気信号が伝わらない．一方，左脚には刺激伝導系経由でちゃんと電気信号が伝わる．では，右脚に支配されている心筋にはどうして

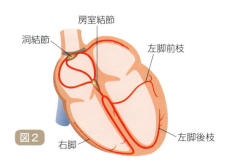

図2

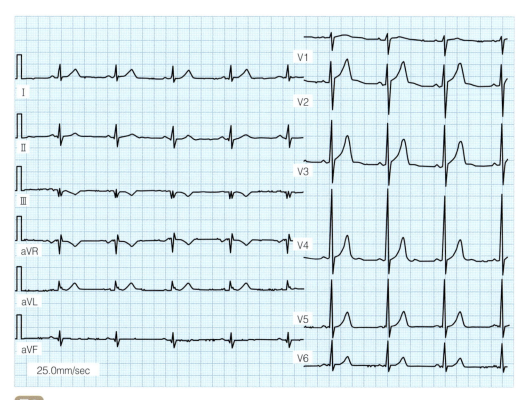

図3

電気が伝わるかというと，左脚に伝わった電気刺激が，刺激伝導系を無視して残りの心筋に伝わっていくんだ（**図4**）．刺激伝導系をちゃんと伝わると，QRS幅が3メモリ未満，つまり幅の狭いQRS波となるんだが，ちゃんと伝わらない，つまり右脚からでなく，左脚から刺激伝導系を伝わらずに残りの心筋に電気信号が伝わる場合は，伝導に時間がかかってQRS幅が広がる．その影響で12誘導では，V1誘導でM字型のようにR波が2つに割れて見える，幅広いQRS波ができるんだ．他の誘導も，正常より幅が広いんだ（**図5**）．

初期研修医：はい，分かります．

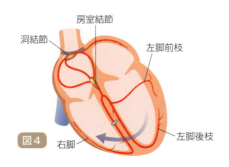

図4

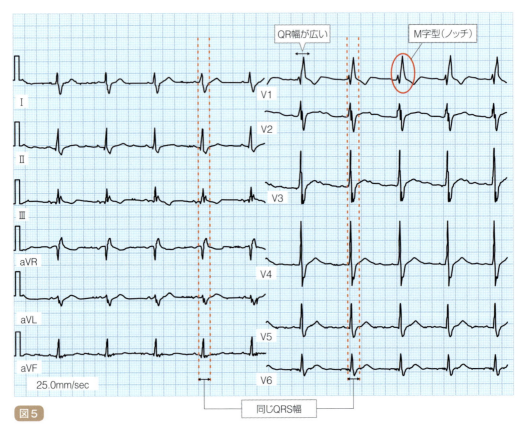

図5

指導医 左脚が断線した場合はこういう心電図になる（**図6**）．V6にQRS波のなかにノッチがある，広い波形ができるんだ．

まとめると，こんな感じだな（**図7**）．この特徴は必ず覚えておくように．

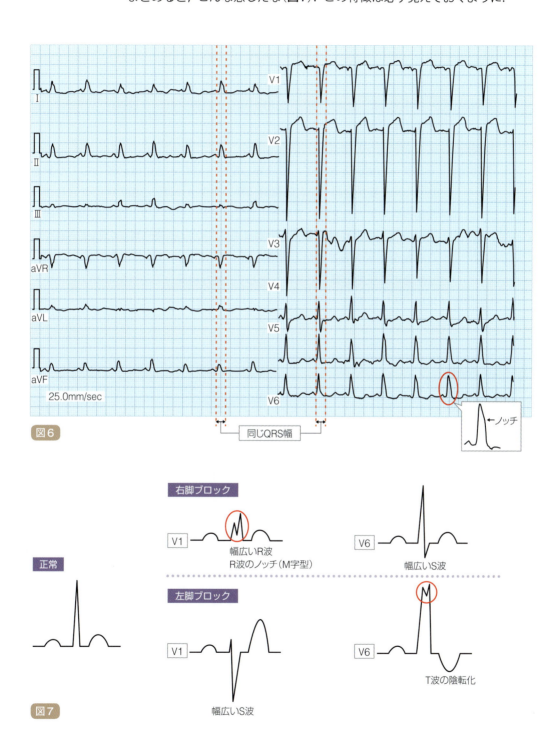

図6

図7

指導医の解説のお陰で，ひろしも右脚ブロック・左脚ブロックの12誘導心電図の違いを理解できました．みさに洞房ブロックと房室ブロックについて教えてもらった時，「右脚ブロックと左脚ブロックについては今度説明する」と言われたひろし．理解できたことを早くみさに報告したいなぁと思っていると，指導医が研修医にまた新しい心電図を見せました（図8）．パッと見たひろしは，また右脚ブロックの心電図じゃないか，と不思議に思います．

指導医　ところで，だ．この心電図（**図8**）の場合，右脚ブロック以外にもう一本，刺激伝導系が断線しているんだが，分かるか？

初期研修医　えっ？…分かりません．

指導医　モニター心電図と違って，12誘導心電図を読むときには必要なものがあるだろう．心臓から発せられる電気信号のベクトルは，心臓の中心から身体の左前方斜め下方向を向いて発せられているが，このベクトルを前額断方向に正射影したものが電気軸と言われるもので，12誘導心電図の四肢誘導からこの軸を測定することができるんだ．アイントーベンの三角形からⅠ，Ⅱ，Ⅲ誘導の電圧を計算してプロットして，軸が何度って測ったことはないか？

初期研修医　はい，あります．

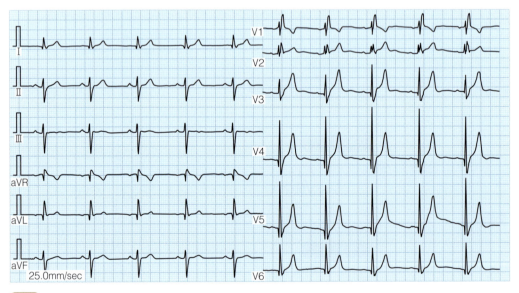

図8

15 脚ブロック

指導医　電気軸の方向を測定し，その軸が正常範囲か，右軸偏位とか左軸偏位とか言ってただろう．正常範囲はマイナス30度から120度までなんだが，この軸が左軸偏位や右軸偏位の場合，つまり右脚ブロック＋極端な軸偏位（右軸偏位や左軸偏位）があれば，右脚以外に左脚前枝か後枝が断線しているんだ．この心電図は，大きく左軸偏位しているだろう．つまり左脚前枝ブロックだ．

ひろしは「前額断」という言葉を聞いて，前に中村さんに誘ってもらった看護師の心電図勉強会や，その後にみさに教えてもらったことを思い出しました（→p.69）．しかし，「電気軸」や「アイントーベンの三角形」，「右軸偏位」など，初めて聞く言葉が出てきて焦りました．みさに報告する前に勉強しなくちゃ，と思いながら，研修医と指導医の会話に耳を傾けます．

指導医　左脚前枝か後枝のブロックを，よくhemiblock（ヘミブロック）と言ったりするな．結局，右脚ブロック＋hemiblockは，2枝が断線している，つまり2枝ブロックということだ．2枝ブロックはあと一本切れると3枝ブロック，つまり完全房室ブロックになる危険一歩手前なんだ（図9）．完全左脚ブロックはすでに前枝，後枝ともに切れているから2枝ブロックだろう．だから，軸偏位のない右脚ブロックは，臨床的にはまだ残り2枝がつながっていて安心だけど，完全左脚ブロックはつながっているのが残り1枝．だから気を付けないといけない波形なんだ．
ところで，今どうしてブロックの話をしているか分かるか？

初期研修医　いいえ．

指導医　そうだろうな（苦笑）．仕方ない，じゃあ教えるとするか．これから行う検査は心筋シンチと言って，心筋の虚血の有無，つまり心臓の筋肉に血液が供給されて酸素が足りているか足りていないかを調べる検査なんだ．足りていない場合は血管のどこかが細くなっている可能性があるってことだから，心筋

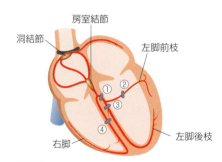

図9

指導医	シンチで虚血が陽性と出たら，心臓カテーテル検査をして血管の狭窄部位を確認し，治療が必要なほど細い場合はそこを広げるんだ．分かるか？
初期研修医	そうなんですね．
指導医	（苦笑しながら）そうなんだ．で，今から検査する患者さんには，薬剤負荷と言ってアデノスキャン®という薬とラジオアイソトープを投与する．虚血があると，心筋にラジオアイソトープの取り込みの違いが起こるんだ．
初期研修医	はい．
指導医	アデノスキャン®は，PSVTのときに心臓を止めるあのアデホスと同じ成分のアデノシンだから，もともとブロックがある，それも2枝ブロックのある患者さんに投与すると危険なんだ．残り1枝に作用して完全房室ブロックになってしまったら大変なことになるのは分かるな？
初期研修医	はい．
指導医	だから，ブロックがないかどうかを12誘導心電図でしっかりチェックする必要があるんだ．まあ，私みたいにベテランになると，2枝ブロックでもなんとか対応して検査はするんだけど，でも危険っていう意識はいつも持っている．あそこに救急カートが用意してあるだろう．これは万一の際の準備なんだ．

なるほど，とひろしは思いました．確かに救急室や各病棟には心肺蘇生（CPR）時に使えるように救急カートとAEDが置かれていますが，こういう場所でも緊急時に備えるため救急カートが必要なんだと納得したのでした．

ここまで話を聞いて，右左脚ブロックのことをだいぶ理解できたひろし．しかし，一つ疑問が残りました．なぜアデノスキャン®と同じ成分のアデホスを投与するのか？ ということです．アデノシンを投与することで伝導系をブロックするのはPSVTの患者を見たときに分かったし，ゆっくり投与することでブロックを起こりにくくしているのだろうと想像はできました．しかし，どうしてアデノスキャン®を使うのでしょうか？ その理由が分かりませんでした．これまで指導医と研修医の会話を黙って立ち聞きしていたひろしでしたが，思わず指導医に質問してしまいました．

ひろし	先生，どうしてアデノスキャン®をこの検査で使うのですか？ ブロックが起こる可能性が高いのは分かった上で，ゆっくり投与することでブロックを起こしにくくしているんですよね．でも，なぜこのアデノスキャン®を使うのですか？ どういった作用を期待して使うのでしょうか？

15 脚ブロック

ひろしの突然の質問に，指導医も初期研修医もびっくり．しかし，指導医はすぐに微笑みながら答えてくれました．

（指導医） 理由は，血管を広げるためだ．このアデノシンはおもしろい薬で，早く打つと伝導を急激に抑える作用があるけど，ゆっくり打つと冠動脈でもより末梢の小さな血管が拡張するんだ．例えば運動負荷の場合，冠動脈の狭窄部分から先の心筋が多くの酸素を要求しても，狭窄部分がネックになってその先に必要なだけの血液を送れない．すると，胸痛症状が出て心電図が変化するだろう．同じように，運動しなくてもアデホスを持続注射すると，末梢冠動脈血管が拡張して血液分布が変わる．心筋の場所によって，もし血管に狭窄があればそこから先の心筋は血液が足りなくなって虚血になり，心電図に異常が出るし，ラジオアイソトープの取り込みパターンも変わって，虚血の有無が画像ではっきり分かるようになるんだ．同じ原理でFFR（冠血流予備量比）測定でもアデノシンを使うよ．一度調べてみなさい．
では，患者さんに入ってもらいましょう．ルートを前腕に取ってもらおうか．

初期研修医が針とアルコール綿，駆血帯を準備します．ひろしは邪魔をしてはいけないと思い，入り口の前に立つと指導医にお礼を言いました．

（ひろし） 今日は良い勉強になりました．ありがとうございました．
（指導医） 君は薬剤師だね．名前は…大山君か．覚えておくよ．

ひろしの積極的な姿勢に，他の薬剤師とは違う何かを指導医は感じたのでした．

> **ポイント**
> ▶ 右脚ブロックと左脚ブロックの波形パターンを覚えよう！
> ▶ アデノスキャン®はどのような使い方をするのかを理解しよう！

薬剤師に知ってほしいこと

はじめから心電図＝12誘導心電図と思って勉強した経験のある人は，アイントーベンの三角形，そこから導く右軸変位や左軸偏位などが，一体どういうところに，何の解析のために使われるのか分からないままどんどん深みにはまって森をさまようが，12誘導心電図でしか分からない独特の考え方を，モニター心電図の不整脈の診断と区別すれば，森の中に一筋の道が見えてくるだろう．

12誘導心電図独特の知識が必要なのは，虚血性心疾患，心肥大，肺塞栓や今回の脚ブロック．これら12誘導心電図特有な知識を使った疾患を，これから勉強しよう．その前に，ひろしが分からなかったアイントーベンの三角形や軸の測定方法を次項で解説する．

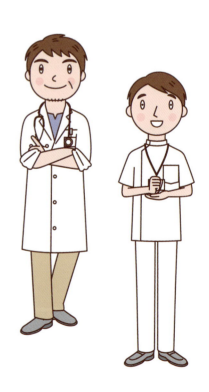

16 電気軸とは何か？

この前の地下のRI室で，循環器指導医が研修医に心電図の読み方を教えている時に出てきた「電気軸」という言葉（→p.128）．それは，ひろしにとって初めて聞く言葉でした．最近，心電図に対してかなり自信を持っていたひろしは，当然のように電気軸のことを知っていた研修医を目の当たりにして，「自分の知識はまだまだのレベルなんだなぁ」と実感し，ちょっと落ち込んだのでした．

その後，日常業務が忙しくなり，知らぬ間に落ち込んでいたことも忘れてしまっていました．そして，ちょうど疲れもたまってきた頃に，明日から2連休．ひろしにとっては恵みの雨のようでした．

〜翌日の朝〜

ひろし　よく眠れたなぁ．さて，今日は何をしようか．

一人で休日を過ごすのは久しぶりのひろし．以前は，家でごろごろしながら音楽を聴いたり本を読んだり，映画を見たりしていましたが，最近はみさと一緒に休日を過ごすことが多くなっていました．そのためか，一人でいることにとても寂しさを感じます．みさは福岡の学会で不在でした．

〜先週末〜

みさ　木曜日から学会があって，福岡に行くの．その前日，私が講演会で話すのよ．すごいでしょう．
　　　本当は一緒に福岡に行ければいいのになぁ．街の中を一緒に散歩したり，食事をしたり．きっと楽しいだろうなぁ．

そんなことを言っていたみさのことを思い出しながら，ふと気付くともう昼過ぎになっていました．このまま時間が過ぎていくのももったいないので，思い切ってパソコンでも見に行こうと思い立ち，ひろしは出かけることにしました．

電気軸とは何か？

ひろしの行き先は，日本一の電気街．たくさんの人でにぎわっています．店に入り新しいパソコンに触っていると，すごく楽しくて，あっという間に時間が過ぎていきます．そうして3時間近く過ぎたころ，たまたまある店で展示中のソフトに目が留まりました．

ひろし 心電図だ！こんなソフトがあるんだ．

誰が作ったのでしょう．興味をそそられながらマウスを取って，いろいろ画面をクリックしてみるひろし．すると，12誘導心電図がでてきました．心電図のクイズのようで，3つの中から答えを選んでくださいと言っています．適当にボタンを押すと，画面いっぱいに「正解」という文字が表れ，解説が始まりました．その解説を聞いていると，「電気軸」という言葉が出てきました．

ひろし そういえばこの前，電気軸の話をしていたけど，忙しくなってしまって調べてなかったなぁ．
PCの音声 『電気軸とは何か？ このことを学ぶためには，ベクトル心電図のことを少し学んでおく必要があります．』
ひろし ベクトル心電図？ なんだ？ ちょっと難しそうだなぁ．

そう呟きながら，さらにパソコンの音声の続きを待ちます．

PC 『洞(房)結節で作られた興奮は，刺激伝導系を通って心房・心室へ伝わります．』
ひろし そうそう，これはさすがに知ってる．基本，基本．
PC 『例えば心室では，このように電気的興奮が広がります(図1 **a**)．心室筋に生じた，各瞬間ごとの電気的興奮の方向を，1つのベクトルの動きとして表現したものを心起電力ベクトルといいます．』
ひろし ベクトルかぁ，懐かしいなぁ．中学生，いや高校生で習ったんだっけ？ 物理でもベクトルって出てきたけど，苦手だったんだよなぁ（汗）．

そんなことを思いながら，さらに画面を見つめます．

PC 『この，心室筋に連続して起こる電気的興奮のベクトル，つまり心起電力ベクトルの一端を心臓の電気的中心に集め，その先端の軌跡を描いたものがベクトル心電図です．』

16 電気軸とは何か？

PC また，ベクトルの一端を心臓の電気的中心に置き，他端の軌跡を結んで得られたものをベクトル環と言います（図1**b**）．このベクトル環またはベクトル心電図は，立体空間つまり3次元を動くのですが，ちょうど心電図がQRS波を描くときの心起電力ベクトルを前額断（→p.69）に正射影して得られたものが，いわゆる「電気軸」と言われるものです（図2）．』

ひろし 正射影かぁ，懐かしいなぁ．なんだか数学の勉強をしているみたいだなぁ．でも，これで電気軸のイメージは理解できたぞ．ちょうどベクトル心電図で心臓の中心から一番離れている場所にベクトルがある時が，心電図のQRS波形に相当するんだな．

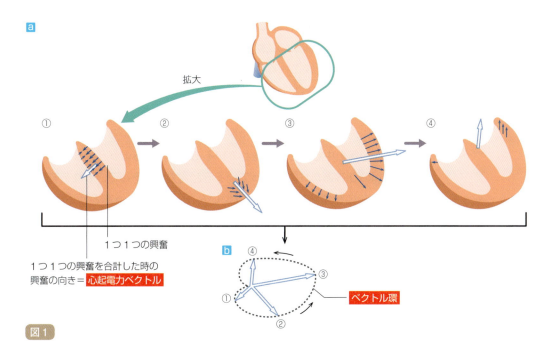

図1

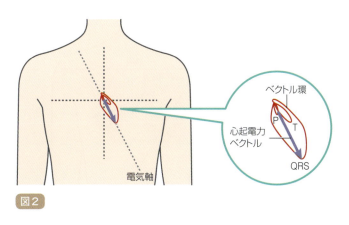

図2

電気街の展示PCで偶然にも電気軸のイメージが理解できたひろしは，とっても嬉しい気持ちになりました．ひとり感動している間に，PCの説明は次へ進みます．今度はEinthoven（アイントーベン）の三角形の話です．

アイントーベンの三角形

PC　『左手，右手，左足の体幹への付着部を結合すると，近似的に正三角形が形成されます．この正三角形の中心に心臓があり，ここから心起電力ベクトルが出ていると考える模型を「アイントーベンの三角形」と言います．
心電図波形がちょうどQRSあたりのときに心筋が発する心起電力ベクトル（**図2**のベクトル）を前額断に正射影して得られたベクトルは，12誘導心電図のⅠ，Ⅱ，Ⅲ誘導で記録される心電図のQRSの高さからアイントーベンの三角形を使って導きだされたベクトルに一致します（**図3**）．』

ひろし　つまり，心臓から発せられる電気信号は，常に動いていて，心臓の中心から左前下方向に向かうようなベクトル環が示す動きをしている．そしてこのベクトル環が心臓の中心から一番離れているあたりが，ちょうど今まで学んできた心電図のQRSあたりに起こっている心起電力ベクトルで，それを前額断に正射影したのが電気軸と考えればいいんだ．でも，じゃあどうやって12誘導心電図からこの電気軸を知ることができるんだろう？

すると，ひろしの疑問に答えるように，パソコンが続けます．

PC　『では，実際に12誘導心電図のⅠ，Ⅱ，Ⅲ誘導を使って電気軸を作図してみましょう．電気軸を定める時には，アイントーベンの三角形を平行移動した標準肢誘導の三軸座標（**図4**）を用いて，心電図のQRS波高から求めます．

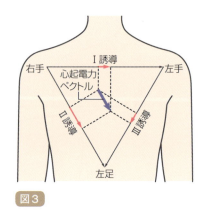

図3

16 電気軸とは何か？

> PC　プロットの方法を説明します．心電図の基線を基準にしてQRS波の各頂点が何メモリ上か下かを数え，その合計の値をそれぞれアイントーベンの三角形の座標軸にプロットします．その合成ベクトルの方向とⅠ誘導との角度が，軸の方向となります．
> では，この心電図（**図5**）を使って，電気軸を求めてみましょう．』

なるほど，とひろしは思い，パソコンが示した心電図から電気軸を求めてみることにしました．
パソコンの説明によると，アイントーベンの三角形を用いて電気軸を導く場合，Ⅰ，Ⅱ，Ⅲ誘導のうち任意の2つの誘導を用いるとのこと．一般的には，Ⅰ誘導とⅢ誘導を用いるようです．

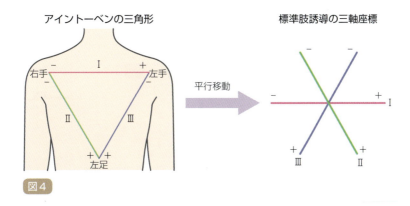
図4

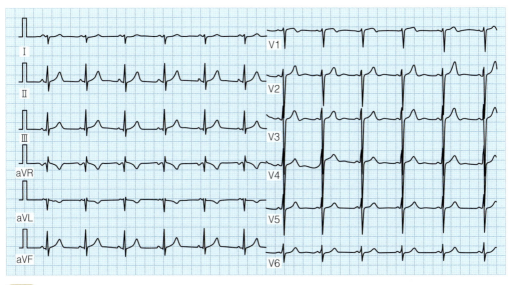
図5

> **PC** 『Ⅰ誘導でR波は，基線から1上がり，その後基線から3下がります．つまり＋1－3＝－2となります．次にⅢ誘導では，基線から10上がり，その後2下がるので，＋10－2＝＋8となります．ここでは必要ありませんが，後で使うのでaVF誘導も計算しておきます．基線から10上がり，その後4下がるので＋10－4＝＋6です（図6）．
> そして，アイントーベンの三角形に，Ⅰ誘導が－2，Ⅲ誘導が＋8の点でそれぞれ垂線をひき，その交点と正三角形の中心とを結びます．この線の方向が平均電気軸です．この場合は105度となります．なお，電気軸の正常範囲は－30度から＋110度の間であり，－30度以上を左軸偏位，＋110度以上を右軸偏位と言います（図7）．』

> **ひろし** できた！この12誘導心電図だと，軸は確かに105度になるな．

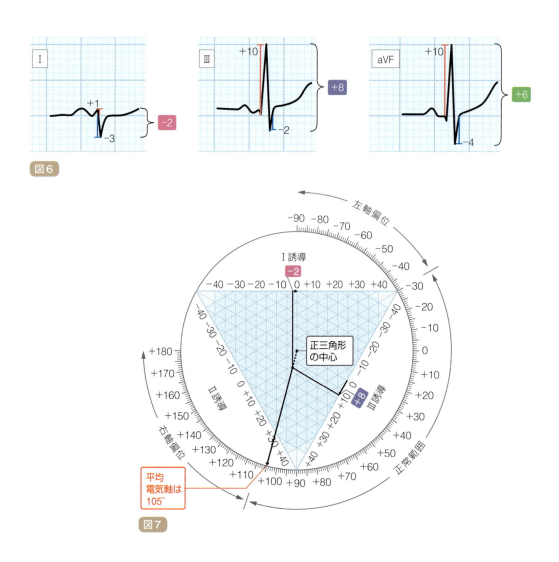

図6

図7

16 電気軸とは何か？

ＰＣ 『この方法で電気軸は求められます．詳細は割愛しますが，別の考えから四肢誘導の残りの単極肢誘導のaVL，aVR，aVFでも標準肢誘導の3軸座標に重ねることができ，図8に示すように互いに60度の角度で開く三軸座標を形成することができます．この場合，Ⅰ誘導とaVF誘導は直角の関係にあるため，先ほどと同様にして計算しても，電気軸を求めることができます（図9）．』

ひろし なるほど．それでこのⅠ，Ⅱ，Ⅲ誘導とaVR，aVL，aVF誘導の座標軸を合わせると，こんな感じになるんだ（図8）．これだと，ⅠとaVFが90度だから，プロットも簡単だ．
こうやって電気軸を求めるのか．この前のヘミブロックの場合（→p.129），左脚前枝ブロックなら著明な左軸偏位に，左脚後枝ブロックなら著明な右軸

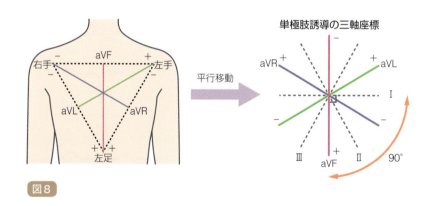

図8

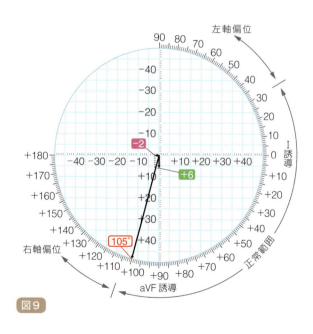

図9

偏位になるんだ（図10）．他にも左室肥大なら，電気軸が左方偏位の傾向になるのかなぁ．帰ったらもう1回ゆっくり考えてみよう．

ひろしは電気軸のことがほぼ理解でき，やっと研修医の先生と同じレベルに達したと思い少しほっとした気分になるのでした．

ひろし　あぁ，しんどかったなぁ．こんなとき，みさがいてくれたらもっと早く理解できたのに．でも，逆に言えば，みさがいなくてもやっていけるんだってちょっと自信がついた気もするなぁ．

そんなことを思いながら，休みは終わっていくのでした．

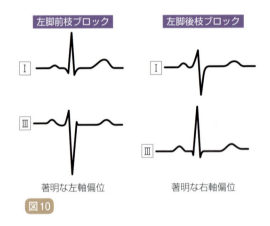

図10

ポイント

▶ 12誘導心電図から，電気軸がどこにあるか考えられるようになろう！

薬剤師に知ってほしいこと

電気軸は，12誘導心電図を勉強する場合には理解しなければいけない知識．例えば心室筋肥大，虚血性心疾患，ヘミブロックなどの場合，電気軸が正常から大きくずれることがある．心臓のさまざまな疾患を鑑別する道具の一つが，この電気軸なのだ．

17 12誘導心電図特有の知識

福岡の講演会から帰ってきたみさ．ひろしはやっと会えると楽しみにしていたのですが，なかなか会えないでいました．なぜって，冬は一番循環器疾患が多くなる季節だからです．常に緊急PCI（経皮的冠動脈インターベンション）で，昼夜を問わず呼び出されていたみさは，寝不足の日々が続いていました．
そんな状況を知っているひろしは，みさの身体を気遣って，本当は会いたいのにメールのやり取りで我慢の日々．でも，ついにこらえきれなくなり，思わず電話をしてしまいます．

ひろし　ごめん，急に電話して．昨日の夜は緊急PCIがなかったって外来の看護師さんに確認して，きっと今日なら大丈夫かと思って電話してみたんだけど…眠そうな声だね．もしかして寝てた？
みさ　映画観ながら寝転んでた（笑）．
ひろし　映画？ 毎日寝不足で疲れているだろうに，映画なんか観たらさらに疲れない？ 大丈夫？
みさ　わたし華奢だけど，こう見えても結構体力はあって，寝不足にも強いほうだと思う．それに，映画を観るとストレス発散になるしね．
ひろし　そっか．じゃあ，今はお取り込み中だね？
みさ　いいよ，オンデマンドでいつでも続き観れるから．ところで，ひろしくんから電話がかかってくるなんて，よっぽど私に会いたかったんだよね（微笑）．今から会って一緒に食事でもしよっか．

ひろしはその言葉を聞いて，一瞬で耳があつくなるのを感じました．
二人は，最近駅前にできた，バイオリンの生演奏をしてくれるレストランで待ち合わせることにしました．久しくひろしの顔を見ていなかったみさも，顔を見るなり満面の笑みを浮かべ，会えなかった時間を埋めるかのように，その間に起こったさまざまな出来事を次々に話し始めました．ひろしも同じように，みさに聞いて欲しかった検査室での出来事（→p.123）を話しました．

みさ　へーっ，そんなことがあったんだ．心筋シンチってことは，担当は長谷川先生ね．あの先生，良い先生でしょう．私，大好きなんだ．それで，長谷川先生の話で12誘導心電図のこと少しは分かったんだね．よかったね．

ひろし　うん．モニター心電図はかなり自信があったから過信してたよ．不整脈に関してはモニター心電図で十分って前にみさに教えてもらってたけど，もっと心臓のことを知るには12誘導心電図の勉強もしないとなぁって思って．実際，12誘導心電図でしか判断がつかないことってあるよね．例えば，前にみさに教えてもらった心筋梗塞の場合，12誘導心電図じゃないとST変化はちゃんと捉えられないことが多いとか．モニター心電図ではST変化を判断してはいけないとか…．

みさ　そうね．

ひろし　それ以外でもたくさんあるよね．自分で調べた範囲では，例えば左室肥大（LVH）の場合，左室側の誘導，つまりⅠ，aVL，V5，V6誘導でR波が増高し，V1誘導のS波の基線からの深さ＋V5誘導のR波の基線からの高さ＞35mmになるとか（図1），心尖部肥大型心筋症（APH）では，V4誘導を中心に巨大陰性T波がみられるとか（図2）．

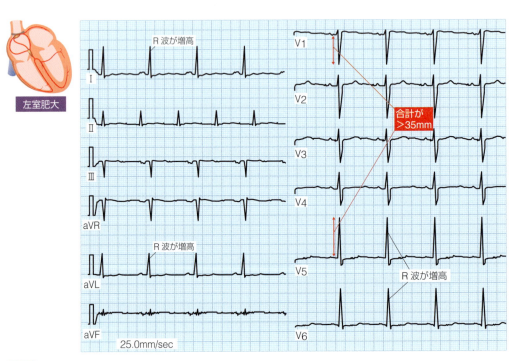

図1

17 12誘導心電図特有の知識

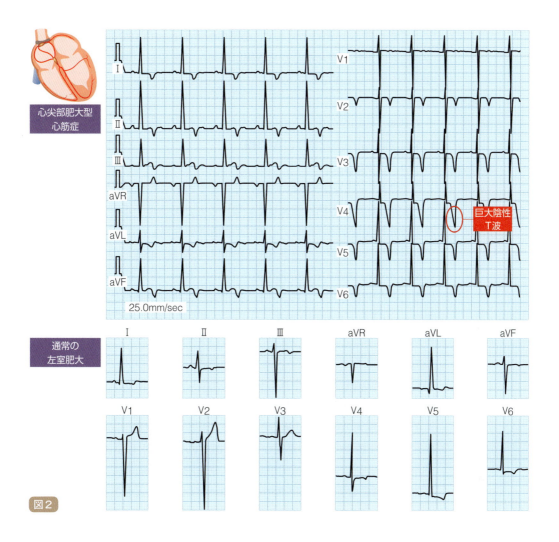

図2

> **みさ** そうね．左室肥大では，心筋が分厚くなるから，その分収縮するのに余分なエネルギーがかかって，より大きな電気刺激が必要になるの．だから，体表面でとらえるQRS波の高さ，つまり電圧が高くなり，その目安が「V1誘導のS波の基線からの深さ＋V5誘導のRの基線からの高さ＞35mm（または3.5mV）」なのね．
> 　心肥大では，心筋が分厚くなっている分，心筋を養う血液量が普通の心臓の場合と違ってたくさん必要になるの．例えば，同じ身長でも，お相撲さんのように150kgの人と，60kgの人では，必要なエネルギー量も違えば，心臓が全身に送り届ける血液量も同じでは困るって想像がつくでしょう．
> 　あとね，心筋が分厚くなると，しなやかに動けなくなるの．筋肉もりもりのボディービルダーの人って，普通の人より筋肉が分厚いから力仕事はお手のものだろうけど，体操選手のような身体の柔軟性には欠けていて，身体が硬

いって知ってる？ それと同じで，心筋も分厚いとしなやかさがなくなるの．心筋は筋肉がたくさんあるから収縮は簡単にできても，弛緩がスムーズにでない．イメージしやすいでしょ！

ひろし　なるほど．

みさ　その結果，心筋が分厚いとQRS波の後ST-T波が陰転化するのね．この陰転化をStrain Pattern（ストレイン パターン）と言うの（図3ⓐ）．

ひろし　へーっ，そうなんだ．

みさ　ここで注意しないといけないのは，あくまで心電図で左室肥大と診断されても，実際は左室の心筋は肥大していないことがあるってこと．実は，昔は心臓の状態を把握する手段は，心電図や胸部X線写真しかなかったの．そうして剖検所見などのデータを蓄積して検証した結果，心電図の「V1誘導のS波の電位高＋V5誘導のR波の電位高＞35mm」なら，左室肥大の症例が多いということが分かってきたの．でも，症例数には限りがあったわ．その後，心エコーやCTなどが発明されて，リアルタイムで心臓の状態を知ることができるようになると，同じ心電図でも違うパターンがあることが分かってきたのね．それまで考えられていた心電図所見と心臓の状態は，多くの場合間違いではないのだけれど，それでも100％正しいわけではなかった．そこで最近では，心電図所見はスクリーニング目的で使うことが多いの．つまり，全く正常か，肥大の可能性があるかなどの大まかなスクリーニングね．

例えば，「V1誘導のS波の基線からの深さ＋V5誘導のRの基線からの高さ＞35mm」を示す12誘導心電図があると，左室肥大って所見になるけど，でもある12誘導心電図はStrain Patternになっていないこともあるの．どうしてそんなことが起こるのかというと，左室の心筋が分厚い場合は，さっき言ったStrain Patternになるけど，心筋が分厚くなくても，左室内に血液が充満して容量負荷がかかれば，同じように「V1誘導のS波の基線からの深さ＋V5誘導のRの基線からの高さ＞35mm」のパターンにはなるけど，ST-T波はStrain Patternにはならないのね（図3ⓑ）．

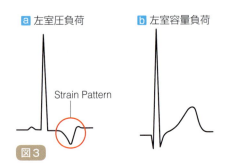

ⓐ 左室圧負荷　　ⓑ 左室容量負荷

図3

ひろし　なるほど．

みさ　つまり，心電図所見で左室肥大とかLVHとか書かれていたら，本当に左室心筋が肥大して分厚くなっているか，左室内の容量が過剰なのかって考える．そうして画像診断で確かめる．本当に左室心筋が分厚く肥大しているかどうか，ってね．

左室肥大の原因の多くは高血圧で，この場合，血圧が高い状態が長く続いているから，その圧に耐えようと左室心筋が全体的に均一に分厚くなって圧に適応しようとするの．でもそれ以外に，心筋症っていって，圧に関係なく心筋が遺伝的に分厚くなる病気もあって，この場合も左室心筋が分厚くなって，心電図所見で左室肥大ってなるの．

でも，実際心筋症による心筋肥大は均一に心筋が分厚くなるばかりではなくて，非対称に分厚くなることが多いのね．特に左室心筋の心尖部だけが分厚くなる，心尖部肥大型心筋症っていうのがあるんだけど，この場合はさっきひろしくんが言ったように，V4誘導を中心とする巨大陰性T波という特徴的な12誘導心電図所見（図2，→p.143）になるの．Strain Patternのもっと大きく深いやつって感じかな．

ひろし　そういうことなんだ．

みさ　それ以外で覚えておくといいのが，急性心筋炎や急性心膜炎の12誘導心電図ね．

ひろし　心筋炎って，風邪をひいたりして心筋に移行したウイルスが悪さをして心不全になったりするやつ？

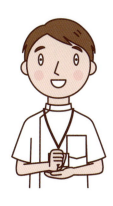

| みさ | そう．よくTVドラマなんかで若い女性が風邪をひいて，いつも仕事を休んだことがないのに急に何の連絡もなく休んで，心配になった友達が仕事帰りに家に寄ってみたら，部屋で倒れてた，とかするでしょ，あれ．あの疾患，12誘導心電図の多くでSTが上昇するの．虚血性心疾患ならⅡ，Ⅲ，aVF誘導とか，V1からV4誘導とか．原因血管と一致する形でSTが変化するパターンが決まっていたけど，心筋炎の場合，このパターンに当てはまらない多くの誘導でSTが微妙に上昇するの（図4）．ちなみに，心膜炎は心膜や心嚢に炎症が起こる病気．
心膜炎になると胸痛が起こったり，心膜液が過剰に増えて心嚢がテニスボール状に膨らんで，心臓のポンプ作用を悪くしたりするの．これが心タンポナーデね．実際，急性心膜炎と心筋炎が合併することも間々あって，心膜・心筋炎と呼ばれたりもするわ．でも，どちらも心電図変化は同じ，12誘導心電図の多くでSTが上昇するのよ．
それ以外には…そうね，右房負荷とか左房負荷っていうのも12誘導心電図で知ることができるわね． |
| ひろし | そうなの？ |

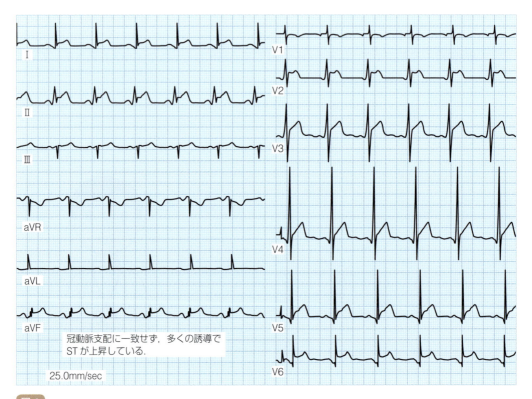

冠動脈支配に一致せず，多くの誘導でSTが上昇している．

図4

17 12誘導心電図特有の知識

みさ 右房に圧や容量の負荷が加わって拡張をきたす疾患で認められるの．右房が拡張することで，その起電力が増大してP波の振幅が増大するの．興奮時間も延長するんだけど，右房は左房よりも早く興奮するから，右房興奮の終了は左房興奮終了より遅れることはないの．
正常では右房と左房の興奮が重なって一つの山に見えて，それをP波って言ってるんだけど，右房負荷の場合はこんな感じになるわ（図5）．

みさは紙とペンを取り出して，正常P波と右房負荷のP波の絵を描いてみせました．

みさ Ⅱ，Ⅲ，aVF誘導のP波が先鋭化して，かつその高さが0.25 mV以上の場合は，右房負荷でも特に肺性P波と言うの（図6**a**）．V1，V2誘導のP波が先鋭化した場合は右房性P波と言うのね（図6**b**）．慢性肺疾患や肺塞栓，肺高血圧，先天性心疾患などにみられるわ．

ひろし へぇー．

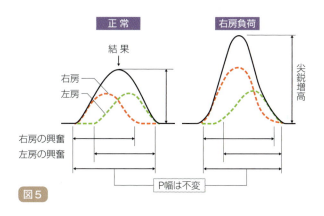

図5

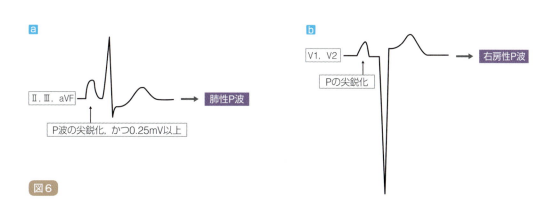

図6

みさ 同様に，左房負荷は左房拡張をきたす疾患で見られて，主としてP波の幅と形に特徴が現れるの．左房は右房より遅れて興奮するから，左房が拡大することで左房興奮時間が延長して，P波の幅が広くなるのね（**図7**）．

この場合，Ⅰ誘導とⅡ誘導のP波は2峰性で後半部分が大きくなるのに対して，V1誘導のP波は2相性になって，後半の陰性部分が幅広く深い形になるの（**図8**）．原因は，僧房弁狭窄症，僧房弁閉鎖不全症，高血圧症などが代表ね．

ひろし そうなんだ．

みさ 12誘導心電図でしか分からないことは，細かく見ればまだまだあるけど，有名なところはこのくらいで十分かな．これでおおよそ12誘導心電図の勉強は終了ね．

そして，みさはさっきまで見ていた映画の内容を詳しく語り出しました．とても楽しそうでした．

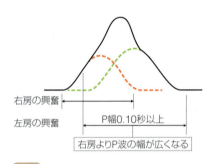

図7

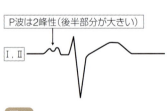

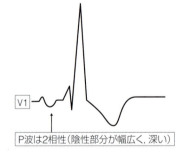

図8

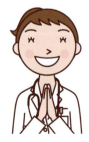

17 12誘導心電図特有の知識

精神的にも元気を取り戻したひろし．次の日ニコニコしながら病院の薬剤部に行くと，同僚の薬剤師から変な噂を耳にしました．

(同僚薬剤師) 循環器の奥村先生，来月から異動らしいね．

ひろしはびっくりしました．

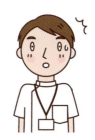

ポイント

- ▶12誘導心電図で左室肥大の所見があっても，本当に心筋が分厚いか，単に左室内の容量負荷がかかっているのみかを考えよう！
- ▶陰性T波の中でも，巨大陰性T波は心尖部の心筋が肥大しているときに起きる！
- ▶ST上昇でも，冠動脈の支配に一致しない多くの誘導でSTが上昇する場合は，心筋炎を考えよう！
- ▶右房負荷と左房負荷でのP波の形を分かるようになろう！

薬剤師に知ってほしいこと

実臨床ではモニター心電図波形を理解できれば，不整脈は100％マスターできるが，例えば心筋梗塞はモニター心電図だけでは判断できない．それ以外でも，12誘導心電図を理解しようとすると，少しばかりその独特な考え方をマスターしなければならない．一度にすべてを覚えようとするのは混乱のもと．まずは虚血性心疾患，心筋症など，よく臨床で問題になる12誘導心電図の特徴をマスターしよう．焦りは禁物！

18 卒業試験

同僚の薬剤師から，みさが異動するらしいと聞いたひろし．みさがいなくなる，それは本当なのだろうか，もし本当なら，なぜみさは自分に一番に伝えてくれないんだろうと，とてもさみしく思っていました．その思いは，どうしても顔や声，態度に出てしまいます．たまたまみさとすれ違っても，どうもぎこちなくなってしまうひろし．その様子を見て，みさが近寄ってきて話しかけます．

みさ　ひろしくん，最近ちょっとよそよそしくない？ なんか変じゃない？
ひろし　そっ，そう？ そんなことないよ．ところで，もう6月だね．
みさ　そうね．3月4月と歓送迎会で忙しかったけど，新たな出会いはいろんな意味で刺激的で，また頑張ろうって思えるから，いいよね．出会いと別れ．
ひろし　そうだね．出会いと…

と言いかけて，ひろしは言葉を濁しました．

みさ　どうしたの？ やっぱり変なひろしくん．ところで，今度時間ある？ できれば来週の土曜日あたり．どう？ 時間ある？
ひろし　午前中は仕事だけど，午後からなら空いてるよ．
みさ　そう，じゃあ空けておいてね．

そう言うと，みさは去っていきました．その後ろ姿を，ひろしはいつまでも見続けていたのでした．
そして土曜日の午後，ひろしはみさの部屋へやってきました．

みさ　どうぞ入って．ねえ，コーヒーがいい？ お茶がいい？ 何がいい，ひろしくん．
ひろし　コーヒーかな…あ，やっぱりお茶にする．
みさ　えっ？ どうして？ コーヒー作るよ．

18 卒業試験

ひろしは，みさから病院を異動するという噂を聞いた時，まさか今頃異動はないだろうと，たかをくくっていました．しかし，直接みさに確認したわけではありません．もしかしたら今日，この場で異動のことを告げられるのではないかと，とても不安でした．こんな時は精神安定作用のあるお茶の方がいいと思いつき，お茶と言ったのです．

- みさ：はい，どうぞ．それとお菓子ね．今日はひろしくんの好きなチーズケーキね．お茶とでも美味しいわね．

そう言うと，みさはケーキと一緒に数枚の紙を机に置きました．ひろしはその紙がいったい何なのか，想像もつきませんでした．

- みさ：さて，ケーキを食べ終わったら，ひろしくんに心電図の卒業試験を行いたいと思います！
- ひろし：えっ？ そ，卒業って….

卒業という言葉に，もうみさと一緒に心電図の勉強をできなくなるのかというさみしい気持ちと，なぜ急に，しかも敢えて卒業試験をすると言ったのか，暗にみさとの別れを伝えようとしているのかという不安な気持ちで，ひろしの頭の中はもうパンク寸前の状態となっていました．

- ひろし：そ，卒業試験かぁ．ちゃんと卒業できるかな．できなかったら，これから補習とか続くのかなぁ？

補習という言葉を使うことで，まだまだみさと一緒にいたいという気持ちを込めるひろし．

- みさ：何言っているのよ（笑）．補習はないわよ．さあ，頑張って解いてね．この前から一生懸命考えて作った問題なんだから．

そう言うと，みさは本当の試験のように印刷された紙をひろしの前に置きました．

- みさ：さあ今から，どうしようかな…20分で解いてね．じゃあ，始めるわよ．薬剤師のひろしくん向けに作った問題だから，薬のこととか，あまり教えていないちょっと難しい内容も入っているけど，必要な知識の確認だから頑張ってね．

ひろしは苦しくなる気持ちを抑えながら，みさの作った問題にやっとの思いで取り組み始めました．

卒業試験

問 1

下記のモニター心電図の波形は何か？ また，この心電図を病棟で発見したとき，薬剤師のあなたはまず何を行わなければならないか答えよ．

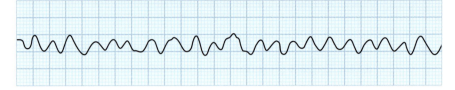

問 2

問1の患者はその後，BLSからACLSに移行した．この際，ショックを2回かけたが脈が正常に戻らなかった．その後薬を投与することになるが，救急カート内からどんな薬を用意する必要があるか？

問 3

救急搬送されてきた65歳の男性．来院時の心電図は下記の通りであった．診断名は何か．また，心拍数はおおよそいくらか答えよ．

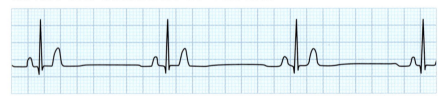

問 4

問3の患者は，血圧の低下や軽度意識レベルが低下していた．この場合，まず初めに医師はどのような薬を投与するか？

問 5

問4の薬の投与で，患者の心拍数は50台まで回復したが，その後再び低下傾向となった．「入院後持続で薬を投与したいが，どの薬が良いか，また，他の医師はいつもどんな薬を使っているか教えて欲しい」とコンサルトがあった．薬剤師のあなたはどの薬を提案するか？

問 6

次の心電図の所見と,どんな不整脈か述べよ.

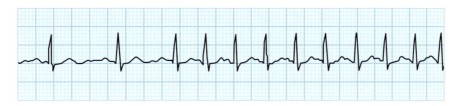

問 7

問6の心電図で診断および治療目的でよく使う薬は何か？

問 8

バイタルが安定な,広いQRS幅の頻脈に対し,医師がプロカインアミドを投与した.この薬で特に注意しなければいけないポイントは何か？

問 9

心電図が下記の波形の名前を答えよ.

①

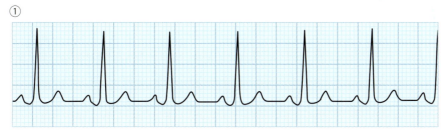

②

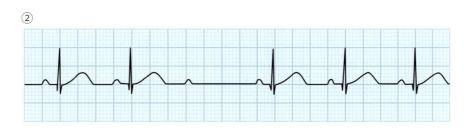

③
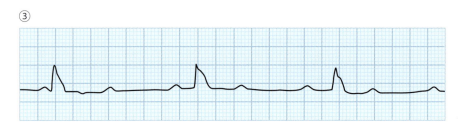

④
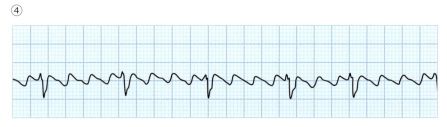

⑤
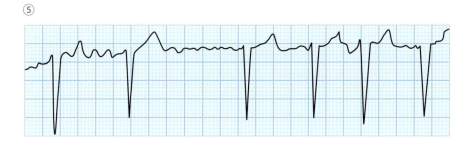

⑥
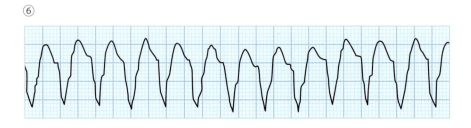

⑦
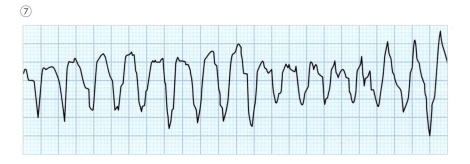

問 10

Lown分類において，Grade 4はどんな波形か答えよ．

問 11

次の12誘導心電図は，冠動脈のどの血管の梗塞の可能性が高い？

① 右冠動脈　　② 前下行枝　　③ 回旋枝

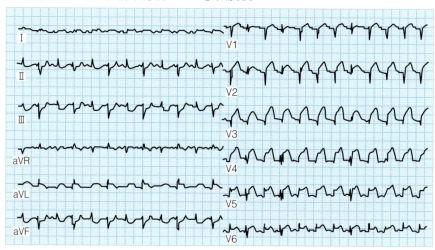

問 12

ある患者に3点誘導のモニター心電図を貼り付けたところ，HRが正確に表示できなかったため，12誘導心電図をみて別の誘導に変えることにした．今回はV5誘導が分かりやすいと考えて貼りかえるが，3点誘導をどのように貼りかえるのが良いか，図示せよ．

問 13

次の心電図波形を示す疾患に対し，その治療に使ってはいけない薬剤は何か述べよ．

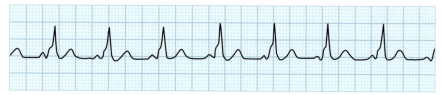

〜20分後〜

みさ はい，終了．出来たかな？
ひろし 完璧だよ (笑)．うそ，難しかったよ．
みさ そっかぁ．まあ，終わったことだし気にしない気にしない．あっちの部屋で採点してくるね．ちょっと待ってて．

そう言うと，みさは隣の部屋へ行って採点を始めました．そして数分後，みさが戻ってきました．

みさ おめでとうございます．ぎりぎりだけど合格です！ やったね．これで心電図の免許皆伝とします！

ひろしの心は張り裂けそうになりました．そして，今まで思っていたことが，どんどんと勝手に口を衝いて出てきました．

ひろし ぎりぎりかぁ (苦笑)．でも，ありがとう．この2年間ちょっと，いろいろあったけど，みさに再会できて本当に良かったよ．7月からは離れ離れになるけど，たまにはまた一緒に会って欲しいな．

みさは，ひろしがなぜ離れ離れになると言ったのか，意味が分からず，きょとんとして言いました．

みさ えっ？ ひろしくん，どこかに行っちゃうの？ 病院辞めるの？

ひろしはみさの言葉にびっくりしました．

ひろし えっ？ 辞めるのはみさでしょ？ 噂で聞いたよ．みさ，7月から異動になるんでしょう？ 薬剤部のみんながそう言っていたよ．みさは異動のこと全然直接言ってくれないし，それで今日卒業試験なんて言うから，これで会うのは最後っていう意味なんだと思ったんだけど…違うの？
みさ 異動？ …あ，移動のことね．確かに移動はするわよ．ごめんごめん，移動はするけど，病院を異動する訳じゃないわ．
ひろし えっ？ どういうこと？

18 卒業試験

みさ 実は，7月からここの病院の検査科に所属が変わるの．別にどこかの病院に行くわけじゃなくて．心エコーを本格的に勉強したくなったの．そうしたら，ここの病院は循環器医でも心エコー専門でする場合，所属が検査科になるのね．それで移動ってことよ．

ひろし そうだったんだ．てっきり別の病院に異動するんだと思ってたよ．良かった．じゃあ，これからもみさと一緒に働けるんだね．

みさ そうよ．異動になったらさすがにひろしくんに言うわよ（笑）．
あっ，そうそう．試験，本当に合格ラインぎりぎりだったんだよ（苦笑）．やっぱり補習が必要かなぁ．
今度までに，どんな知識が足りなかったか再確認してきてね．そしたら，もう一度時間を作って今日の問題の答えを解説してあげる．

ひろしは，自分の勘違いだったことに気付いて一安心しました．
そして，これからもみさと心電図の勉強ができることを，とても嬉しく思ったのでした．

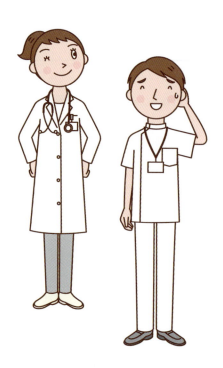

19 エピローグ

「18 卒業試験」の解説です．問題（→p.152）を見ながら読み進めてください．

病院勤務の宿命とはいえ，昨日はまた当直で，今日は当直明けのため午前中までの仕事だったのですが，何かと残った仕事が山積みだったので，夕方まで働き続けたひろし．みさには一度も会えることもなく，その日は結局夜9時ころ帰宅．ムッとするほど暑い部屋に入るなり，窓も開けることもなく着替えもせずベッドの上にうつぶせに倒れこむように横になりました．そうして，目を閉じながらみさのことを考えていました．薄れていく意識．

> **ひろし**　心電図試験の解説，いつなんだろう．みさ，あの後忙しそうだからなぁ．明日はせっかくの日曜日だけど，天気予報も雨って言ってるし，一日どうしようかな．

それから，どのくらい時間が経ったのでしょうか，気付くとみさが目の前にいました．

> **ひろし**　あれ？ さっきまでどこで何をしていたんだろう？
> **みさ**　ひろしくん，待たせちゃってごめんね．今日は，問題の答え合わせの日よ．じゃあ，問1からね．これは，ちゃんと合ってたわね．この波形の名前は？ はい，ひろしくん．

周りを見渡すと，そこはみさのマンション．外はすごく良い天気でした．

> **ひろし**　いつの間に？ あれあれ？

不思議な気持ちのまま，ひろしはみさの質問に答え始めます．試験の解説の始まりです．

19 エピローグ

ひろし　心室細動.

みさ　正解. では，この心電図を病棟で発見したとき，薬剤師のひろしくんはまず何を行わないといけないのかな？

ひろし　ここは"薬剤師"って書いてあったからいろいろ考えちゃったけど，薬剤師≒一般の人と考えて，BLSをするって書いたんだけど違った？

みさ　当たり. 薬剤師だからと言って，特別に一番初めにしなければいけないことはなくて，医師でも看護師でも，この波形を見たらすぐに患者のところに駆けつけて，BLSを開始しないといけないのよね. 一般の人もそう. だから，医療従事者である薬剤師としては当然ね. では**問2**にいくわよ.

ひろし　BLS（一次救命措置）からACLS（二次救命措置）に移行して，2回のショックをかけてもダメな時に次にどうするかっていうのは，難しかった. 患者が倒れていて早速BLSを開始. 心臓マッサージをしながらAEDで電気ショック（DC）を数回かけている間に救急隊が到着. その後はACLSに移行して，きっと酸素投与やモニター心電図をつけたり. 病院へ到着後，ルート確保され，その段階でまだ心肺は再開していないとすると，心静止かVF（心室細動），VT（心室頻拍）なんだろうけど，まだショックをかけているってことは心静止じゃなくてVF，VTってこと？ 違った？

みさ　ひろしくん，すごいね. ACLSの講習会に行ったことだけはあるわね. そうよ，もし心静止になっていたら，DCはかけないものね. DCをかけても波形がVF，VTのままなら，ルートが確保できていれば，まずはアドレナリンを投与するの. その後アミオダロンね. アドレナリンとアミオダロンの量は？

ひろし　ごめん，まだ覚えてない（苦笑）.

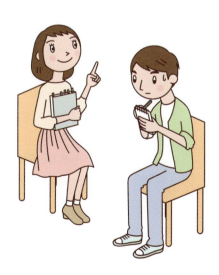

みさ そのうち覚えるわよ，きっと．アドレナリンは3〜5分ごとに1mg投与を繰り返すの．アミオダロンはアドレナリン投与後も心拍が再開しない場合に，1回目は300mg，2回目はその半量の150mgを投与するわ．まあ，まだそこまで細かくなくてもいいけど，ACLSの流れに沿って，どのプロトコルで心肺蘇生をしているか確認しながら，そのとき必要な薬を用意するの．この場合は，アドレナリンとアミオダロンが投与できるように薬を準備することが大切ね．
じゃあ**問3**．このモニター心電図波形は何か？心拍数は？なんだけど．

ひろし まずはステップ通りに（→p.41）RR間隔とPP間隔を見て一定，P-QRSの順番になっている．でも，RR間隔は大きなマス目で「300-150-100 − 75-60-50 − 42」と数えるとそれよりもっと遅い．だから答えは，洞性徐脈で心拍数はおおよそ40くらい．いい？

みさ 正解（微笑）．このあたりは簡単ね．次いくわよ．**問4**．この患者さん，血圧の低下や軽度の意識レベル低下があるでしょ．これは徐脈のために，左室から大動脈に出ていく血液量が少ないから起こる症状なんだけど，こんなときどうするか知ってる？

ひろし よく先生はアトロピン硫酸塩を使っているから，アトロピンって思ったんだけど．

みさ そうね．徐脈の患者さんがいる場合，まずはアトロピンを投与するの．これで多くの場合，心拍数が増えて何とかなるんだけど，ダメな場合もあるの．まったくダメな場合や一時的にしか効かない場合は，一時ペーシングを入れるんだけど．そういえば前に，病棟の患者さんに私が一時ペーシング入れたの覚えてる？

ひろし もちろん．覚えているよ．

みさ もし一時ペーシングとかできない施設で，他病院へ転送される場合や，しばらくはペーシングしなくても何とかなりそうだから薬で引っ張る場合は，プロタノール®の持続注をすることもあるわ．また，症状も軽く，入院しなくても外来フォローでしばらくの間は何とかなりそうなときは，プレタール®（シロスタゾール）とかカルグート®（デノパミン），プロタノール®S（イソプレナリン塩酸塩）の内服処方なども行うの．覚えておいてね．これが**問5**の答えよ．

ひろし 分かった．

みさ じゃあ次ね．**問6**．これは…そうね，一応正解とも言えるけど…

ひろし 一応って？

みさ これは難しいかもしれないけど，実はひろしくんが答案に書いた洞性頻脈ではないの．

19 エピローグ

ひろし だって，もともとP-QRS-Tと一定に普通に脈を打っていたのに，3拍目からQRSは幅が狭くなってる．RR間隔は一定だし，心拍数は150以上あるから．

みさ その考えで正しいよ．間違いとは言えない．実はこの患者さん，PSVT（発作性上室頻拍）だったの．その理由は，突然動悸が始まっているの．この患者さん，突然の動悸を訴え，発作も突然止まっているの．
だから，波形だけ見れば，もしかしたら，急に洞性頻脈が起こったっていうのも考えられなくはないけど，多くの場合，洞性頻脈は徐々に心拍数が増えるものなの．これは患者さんから問診ができる場合の話ね．ではもし，心電図波形だけからでは洞性頻脈かPSVTか判断つかないし，患者さんも話ができない状態だったら，私たち医師はどうすると思う？

ひろし なんか聞き覚えがあるなぁ．

みさ 頸動脈マッサージしてみたり，アデホスを投与するの（→p.76）．頸動脈マッサージをすると，脈は一時的に遅くなるわ．その際に，P波がちゃんとあるかどうかをチェックするの．アデホスでも，投与後心拍数が下がって，QRS波の前にちゃんとP波があるかないかを見るの．P波があれば洞性頻脈だし，もし陰性P波が見つかればAVRT（房室回帰頻拍），見つからなければAVNRT（房室結節リエントリー頻拍）かなって考えるの．アデホス投与も同じことで，脈が薬でいったん止まって不整脈が改善すれば，PSVT．そうではなくて，いったん脈が遅くなって，P波が確認されるようになっても，すぐに元の頻脈にもどってしまうときは，この頻脈は洞性頻脈で，その原因は例えば脱水や貧血，発熱なんかを考えるのね．

ひろし なるほど．その意味では投与後すぐに効果がなくなるアデホスはもってこいだね．

みさ そうね．こんなふうに鑑別目的でアデホスを使うことがあるって覚えておいてね．それが**問7**の答え．

ひろし うん，分かった．

みさ （だまって微笑んでから）次ね．次の**問8**はちょっと難しかったかもしれないね．これは，一般名はプロカインアミド塩酸塩，商品名はアミサリン®なんだけど，まずはこの薬，Vaughn Williams分類（→p.96）でどの分類に入る薬か分かる？

ひろし 覚えているよ．Ⅰa群だよね．

みさ そうそう．で，どうしてwide QRSの頻脈でこの薬には注意が必要なの？

ひろし wide QRSってことは，心室起源の不整脈だから，治療薬はⅡ群かメインだと思うけど，一応アミサリン®は添付文書にも期外収縮（上室性，心室性），発作性頻拍（上室性，心室性），心房細動，心房粗動に適応って書いてあるから，問題ないと思うけどなぁ．

みさ Ⅰa群だからさまざまな効果のうち，メインは心房性と，あとケント束由来の不整脈に効果的なの．でもね，ひろしくん．幅の広いQRSって，心室性期外収縮だけじゃなくて，他にもあったでしょう？思い出した？

ひろし えーっと，えーっと．そうだ，思い出した．⊿波のある場合だね．

みさ そうそう．それで，⊿波のあるwide QRS波がもしAFLになったらどうなったか覚えてる？

ひろし あっ，そうだ．偽性心室頻拍．この場合，えーっとえーっと，ABC，ABC……

みさ そうね，「ABCDは禁忌」ってやつね（→p.101）．

ひろし そうだったね．これは本当に注意しないと大変なことになってしまうね．

みさ だからここの答えは，wide QRSでも，⊿波のあるwide QRSかどうか確かめて，ABCD以外の薬，アデノシン，βブロッカー，カルシウム拮抗薬，ジギタリスは禁忌だから，アミサリン®を使うのね．でもこのアミサリン®，結構血圧が下がるの．その意味で，選択は正しいけど，注意が必要っていうことね．これは難しかったと思います．

さて，ちょっと疲れたね．休憩しょうか．

みさはそう言うと，いつものように台所に行ってコーヒーの準備を始めました．ひろしはその間，周りをきょろきょろ挙動不審の動きをしながら，みさの部屋の様子をうかがいました．

すると，見覚えのあるものが目に入ってきました．美味しそうなコーヒーと，かなり前にひろしがみさにプレゼントで持ってきたものと同じチョコレートでした．なんだか不思議な気分のひろし．

みさ 夏の暑いときに，温かいコーヒーとあまーいチョコレートを食べるのって贅沢だと思わない？

ひろし そう？ 夏はやっぱり涼しい部屋の中で冷たいアイスクリームなんかがいいと思うけど．夏だからチョコレートは溶けちゃうし．

なんだか違和感がありました．みさの発言もなんだかおかしい気がします．この不思議な感覚が続くなか，話がどんどん展開していきます．

みさ ゆっくりできて血糖値も上がったことだから，頭も冴えてきたわよね．では次ね，問9．

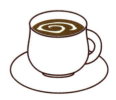

19 エピローグ

ひろしは，あまり休憩した気分にはなりませんでした．冷たいものが飲みたい気分でした．

みさ　今度は波形の名前を答える問題ね．①は？

ひろし　正常波形．

みさ　正解．②は？

ひろし　1拍目と2拍目はP-QRS-Tと続いているけど，その次はP波のみで，QRS波がない．その後またP-QRS-Tが続いている．それと，よく見るとPQ間隔が一定なので，答えはモービッツⅡ型の房室ブロック．この場合はペースメーカー適応だったよね．

みさ　大正解．じゃあ次は？

ひろし　③は，RR間隔は一定．PP間隔も一定だけど，P波とQRS波が1：1で対応していない．だから完全房室ブロック．

みさ　正解．次は？

ひろし　④は基線にあたる部分が，への字が並んだように見える．これはもちろんP波ではない．RR間隔は，初めは同じでも途中で短くなったりしている．これは心房粗動で間違いないけど，多くは4：1AFLで5拍目は3：1AFLになっているね．

次の⑤は，基線はゆらゆら揺れている感じで，P波は見えない．それに，RR間隔がバラバラだから心房細動．

みさ　そうね．で，この心房細動や心房粗動って不整脈のでき方が違うんだけど，入院などでよく患者さんのモニター波形の記録をチェックしていると，心房細動から心房粗動に行ったり来たりしている症例を見ることがあるわ．

ひろし　そうなんだ．

みさ　だから，心房粗動でも心房細動に移行することが多く，どちらの場合にも心房内に血栓ができないように，ワルファリンを使ったり，今だったらNOAC（新規経口抗凝固薬）を使ったりするわ．

心房細動は脳梗塞のリスクになるから，その意味では心房性の不整脈の中にあって，ちょっと位置付けが違うわ．幅の狭い不整脈は安全っていう範疇から，別の意味で外れているのね．今回は細かいことは言わないけど，脳梗塞予防としての抗血栓薬のことはちゃんと勉強しておいてね．

ひろし　ちょっと教えて欲しかったんだけど，脳梗塞にはいくつか種類があったけど，心房細動に関係する脳梗塞ってどのタイプのやつかなぁ？「知らないことはすぐに聞く」，耳学問の精神で教えてくれない？

みさ　いいよ．脳梗塞は大きく3つの種類があるの．ラクナ梗塞と，アテローム血栓性脳梗塞，心原性脳梗塞．心房細動は心原性脳梗塞で起こるのね．それも，

日中突然に起こることが統計的に多いと言われているの．発症から4時間30分未満なら，t-PA（組織プラスミノーゲンアクチベータ）っていう薬を使えて，その効果は抜群，後遺症も少なく済ませることができるの．でも，発症時間が分からなかったり治療までの時間が遅れると，t-PAで治療ができなくなるの．脳梗塞になると身体が不自由になって大変でしょう？今では早期からリハビリを開始して，以前よりも回復が早くなって，機能低下も抑えられてきているって言うけど，それにも限界があるでしょ．だから，脳梗塞にならないための予防が大切ってことで，ワルファリンやNOACの出番になるってわけ．

ひろし　みさはなんでも知っているね，すごい．

お互いの目を見つめながら楽しそうに微笑む二人．少しの沈黙の後，また解説の続きが始まりました．

みさ　⑥は？⑦と似てるけどどうなの？
ひろし　⑥はQRS幅が広くて同じ形で連続して規則的な波形．これはVT（心室頻拍）だね．一方⑦は，全体的に見て波形がねじれて波打っている感じだから，TdP（トルサードドポアント）．
みさ　じゃあ，**問10．Lown分類のGrade 4はどんな波形か**…これは無回答だったね．
ひろし　ごめん，覚えてなかったよ．
みさ　私も（笑）．
ひろし　えっ？！それはダメでしょ．循環器医なんだから．
みさ　そんなことないよ，何となく覚えてれば事足りるわ．でも，さすがにひろしくんには負けられないから，ここは一緒に本でチェックして覚えよう．
（本を開きながら）えーっと…Lown分類は心室期外収縮の危険度を予測する指標で，

> Grade 0：期外収縮なし
> Grade 1：散発性（30回/時間未満）
> Grade 2：多発性（30回/時間以上）
> Grade 3：多形性（または多源性）
> Grade 4a：2連発
> Grade 4b：3連発以上（＝VT）
> Grade 5：R on T

に分類される．つまり，Grade 4は2つあるのね．

19 エピローグ

ひろし　2つあったんだね．てっきり1つしかないと思っていたよ．でも，この問題のLown分類のGrade 4だから，すぐに覚えられそうだ．

みさ　問11は，一瞬見るとすぐにはよく分からないかもしれないけど，まずSTが上昇しているのはⅠ，aVL，V1からV6と広範囲だね．一方，Ⅱ，Ⅲ，aVFは3つともSTが下がっているでしょう．ところで，ひろしくんは知ってる？冠動脈が詰まった時はSTは上昇し，詰まってはいないが細くなっている時はSTが低下，つまり心筋梗塞のときはST上昇，狭心症の時はST低下するって．

ひろし　梗塞でST上昇するのは知っているけど，狭心症はST低下だったね．看護師さんはいつもST上昇ST上昇って気にしているから，上昇はよくイメージできるよ．
　　　で，この12誘導心電図は，Ⅱ，Ⅲ，aVFが支配する右冠動脈が狭窄しているの？それともV1からV4が支配する左冠動脈およびその先の心尖部を支配する血管が閉塞しているのか，いったいどっちと考えればいいの？

みさ　こういう時は，ST上昇している方を優位に考えるのよ．

ひろし　そうなんだ．

みさ　そう考えると，V1からV6までのST増加から，可能性としては前下行枝の近位部の血管が閉塞．この前下行枝が心尖部まで還流するほどの長さなら，V1からV6でST上昇しているって考えられるわ．だからこの問題は，ST上昇する前下行枝の②が答えね．
　　　さて，だんだん最後に近付いてきたけど問12．V5誘導と同じ形の波形を出すために3点誘導をどのように貼るか？という問題だけど，これは胸骨右縁，左縁でV5と同じ位置に左右対称に電極をおき，残りはアースなのでどこでもOK．こんな絵になるわね（図1）．ひろしくんの絵，お世辞にも上手いとは言いがたいから，本当にちゃんとかけているか不明だけど，まぁ場所は合っているから○にしておいたよ．

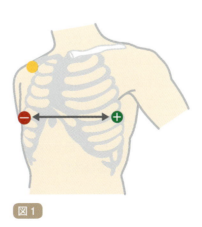

図1

ひろしは本当に絵が下手なので，みさのストレートな一言にただ苦笑いするしかありませんでした．ただ，いつもならこんな言い方はしないので，ひろしはとても不思議でした．

みさ	それでは最後の問13．これはどう？
ひろし	RR間隔は一定，PP間隔も一定．P波とQRS波は1：1の関係．でも，QRS幅は広く，よく見ると⊿波．だから…つまり……
みさ	⊿波を気にしているのはいいことね．で，⊿波があることで心房から心室への通り道が2つあると…
ひろし	そうそう，⊿波があるということは，心房から心室への電気の通り道が2つあるから，もし洞房結節の通り道を抑制する薬を使うと，きっと電気がみんなケント束に逃げてしまうから危険なんじゃないかなって．
みさ	合ってるわよ．そう，ひろしくんの理解のとおり，房室結節を抑制するようなⅡ群，Ⅳ群，ジギタリス製剤，そしてATP製剤は危険よね．心臓はちゃんと刺激電動系を通らないと，左室が収縮できないの．心房細動みたいに，洞房結節からの刺激じゃなくても，房室結節以降，ヒス束，右脚・左脚・プルキンエ線維と伝わると，心室はちゃんと収縮できるの．それに，房室結節は心房からの電気刺激が必要以上のタイミングで心室へ伝わらないように制御する重要な役目があるの．だから，洞結節からの規則正しい電気信号ならまだいいんだけど，心房細動や心房粗動などのように，不規則なリズムで電気信号を心室へ送ろうとする場合は，この房室結節の電気刺激のタイミング管理が必要なの．
ひろし	なるほどね．前から不思議だったんだ．洞房結節が規則正しく電気信号を発していれば，房室結節って必要ないのになあと思っていたけど，房室結節はこんな大切な役割があったんだね．
みさ	そうよ．それじゃあ，解説は終わり．じゃあね，ひろしくん．また明日ね．

そう言うと，みさはいなくなってしまいました．いつもなら，この後1時間くらいは一緒に楽しい話で盛り上がるのですが，やっぱり今日は違いました．

ひろしはずっと思っていました．この，最後の解説が終わったあと，この前言えなかった自分の気持ちを伝えよう，タイミングを見計らって，告白しようと考えていました．

ずーっとずーっと，この日を待っていました．そして，解説の日がなかなか決まらないまま，ずーっと思い詰めていたのでした．それなのに，講義が終わったら，すぐにみさが自分の前から消えてしまいました．自分の気持ちはいつになったら伝えられるのだろう．ずーっとずーっと苦しんでいるひろし．

19 エピローグ ♡

- ひろし　うーっ！うーぅ….

すると，遠くから誰かの声が聞こえてきました．

- 誰か　貴方，どうしたの？またいつもの夢でも見ているの？早く起きて．
- ひろし　…そっか，夢か（苦笑）．
- 誰か　やっぱり，またいつもの夢？
- ひろし　そう（苦笑）．もう何年も経つのに．
- 誰か　よっぽど思い詰めていたのね（微笑）．

あれからもう3年近く経つのに，ひろしには未だに思い出す，忘れられない記憶がありました．

- 誰か　じゃあ，私は今日は早出だから，先に行くね．
- ひろし　行ってらっしゃい．

夢から覚めたら，そこには現実がありました．

- 誰か　良かったでしょ，貴方．目が覚めたとき目の前に私がいて．
- ひろし　ほんとだね．

そう言ってほほ笑むひろし．

- ひろし　行ってらっしゃい．また後でね，みさ．

終わり

付 録

薬剤師に必要な
基本的臨床医学知識〜循環器編〜

　『心電図はパターン認識だ』とよく言われますが，パターン認識だけでは心電図の真の姿は見えてきません．心電図から得られる情報をより深く汲み取り，臨床に活かすためには，そして医師に的確に医薬品の情報を提供するためには，心電図周辺にある医学知識も含めてマスターしておかなければなりません．このように，薬剤師が知っておかなければならない最小限度の医学知識のことを，私は以前より"薬剤師に必要な基本的臨床医学知識"と呼んで普及を図ってきました．今回は，"薬剤師に必要な基本的臨床医学知識〜循環器編〜"に，この場を借りて簡単に触れてみたいと思います．

心不全とその代償機構

　循環器疾患にはいろいろなものがあります．心不全・虚血性心疾患・不整脈・高血圧症・弁膜症・心膜心筋疾患などです．これら循環器疾患の中で一番核になるのが心不全なのですが，皆さんは知っていましたか？この心不全の考え方を，ここでは心筋梗塞を例に解説していこうと思います．

　ところで，心筋梗塞ってどんな疾患かご存知ですよね．簡単に言うと，心臓の筋肉が死んでしまう病気です．例えば，3本ある心臓の筋肉を養うための血管＝冠動脈のうち前下行枝という血管1本が完全に詰まってしまったとします．すると，前下行枝で還流されている心筋が死んでしまい，還流域の心筋が収縮できなくなります．

　このため，今まで1回の収縮で50mLの血液を駆出していた心臓が，今回の心筋梗塞で25mLしか駆出できなくなったとします．すると，単純に考えて1分間に100回収縮していたとき（心拍出量：50mL×100回＝5,000mL）に比べ，心筋梗塞後はその半分の血液しか駆出できなくなっていますよね（心拍出量：25mL×100回＝2,500mL）．心不全（心臓のポンプ機能不全）は，血液，すなわち酸素を送り出す機能がうまくはたらいていない状態なので，今回の心筋梗塞の場合は心不全になっているということになります．

　「でも，心筋梗塞後に心臓が200回/分で動けば，25mL×200回＝5,000mLで十分血液を供給できることにならないか？」と思う方もいるでしょう．確かにその通りです．心不全になると心拍数が早くなっていることを，実臨床ではよく経験します．身体が必要とする血液をなんとか送り出そうと反応し，心拍数が上昇します．このような機構を

「代償」と言います．でも普通，200回/分で心臓が打つのを日常でお目にかかることはないでしょう．実際，生理的に代償ができる心拍数は，多くても140回くらいまでなのです．よって，最大でも25mL×140回＝3,500mLとなり，心拍出量はマイナス1,500mLということになります．

さて，ここまでは低拍出性心不全の話でした．一般に心不全というと，この低心拍出性心不全を指すのですが，教科書を読むと，高心拍出性心不全という言葉を目にするかもしれません．これは，甲状腺機能亢進症や貧血などで起こる心不全です．例えば甲状腺機能亢進症の患者で，普通は50mL×100回/分＝5,000mLで十分だった血液量が，ホルモンの関係で1分間あたり20,000mLの血液が必要になったとします．しかし，前述のように140回/分が心拍数の最大ですので，100×140＝14,000mLでマイナス6,000mLとなります．このように，需要がとても多くなったために供給が追い付かない場合も心不全となり，左室の動きは十分良いのに心不全になっている＝高拍出性心不全と言われます．

低拍出性心不全と高拍出性心不全の違いを図1に示しました．

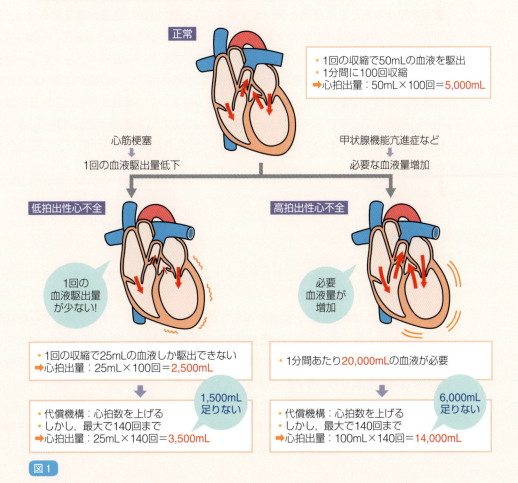

図1

心不全の機序を理解するために「収縮時間」と「拡張時間」をマスターしよう

　低拍出性心不全と高拍出性心不全は理解できたと思います．続いて，心不全の機序を理解するためのもう一つの心臓の特徴，「収縮時間」と「拡張時間」の考え方をマスターしましょう．すでに本文でも取り上げている内容ですが（→p.18），とても大切な考え方なので，あえてここでも取り上げました．

　心臓は収縮期に左心室から血液を駆出し，拡張期には次の収縮期に血液を押し出せるように左心房から血液を左心室にため込む，この繰り返しを行っています．もし心拍数が50回/分から100回/分になったとしたら，これら収縮期と拡張期にかける時間も変化するのでは？と思っている方が多いと思います．しかし，実は心拍数が多くても少なくても，収縮期にかける時間はほとんど変化しないのです．つまり，心拍数50回/分でも100回/分でも，収縮期時間は同じだけかかるので，100回/分の心拍数の方が拡張時間が減ってきます（→p.18，図1 b）．

　拡張時間が減るとどうなると思いますか？実は冠動脈内に血液が還流するのは，収縮期ではなく主に拡張期です．つまり，心拍数が50回/分の時より100回/分の時の方が，時間当たりの拡張時間が圧倒的に減少します．すると，拡張時間が減少する→冠動脈還流血液量が減少する→心筋に十分量の血液が供給されない→心臓が弱る→最終的に心拍出量が減り心不全となる…ということになります．この状態が続くと，比較的早く心不全に移行してしまいます．だから，平常の心拍数だった患者が急にPSVTになって心拍数が急激に増え，そのまま30分，1時間，2時間…と同じ状態が続くと心不全症状になるのですね．

虚血性心疾患の知識

　心電図のST変化で特に重要な虚血性心疾患と冠動脈に関する基本的臨床医学知識について簡単に触れておきます．

　心臓は，全身の臓器に酸素と栄養を運んでくれる血液のポンプです．そして心臓自体は，心臓の表面を走っている3つの冠動脈から血液を供給されています（図2）．この3つの血管はそれぞれ①右冠動脈，②前下行枝，③回旋枝といいます．なお，②前下行枝と③回旋枝は左冠動脈から分かれています．

　右冠動脈は，その走行から右心室全体と，左心室のうち下壁に血液を供給しています．一方，左冠動脈は，入り口は1つですが，前述の通り途中で2つに分かれ，前下行枝は前壁と中隔と側壁の一部を，回旋枝は側壁の一部と後壁に血液を供給しています．

付録

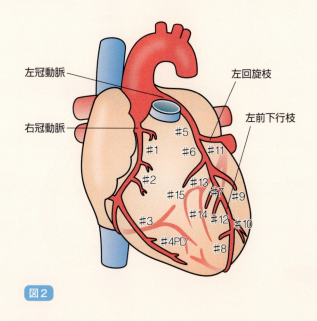

図2

　動脈の走行は，個人差があるものの，ほぼ90％は上記の関係があり，各血管が閉塞すれば，その領域の心筋が動かなくなり，結果左室の収縮率が悪くなり心拍出量が減少し，心不全となります．

12誘導心電図と冠動脈の対応

本書70ページで解説していますが，

> 右冠動脈がつまると・・・Ⅱ，Ⅲ，aVFのST上昇
> 前下行枝がつまると・・・V1からV4のST上昇
> 回旋枝がつまると・・・Ⅰ，aVL，V5，V6のST上昇

まずは大雑把に，この関係がすっと口に出して言えるようになっておきましょう．

弁の位置や名前を知っておくことも大切！

　心臓には4つの弁があることは，大学時代に勉強しているはずですが，日常臨床で使い慣れていないためか，このことを知らない薬剤師が多いように思います．しかし，

171

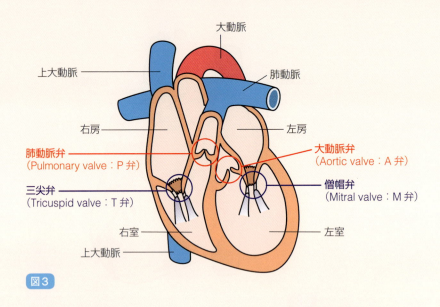

図3

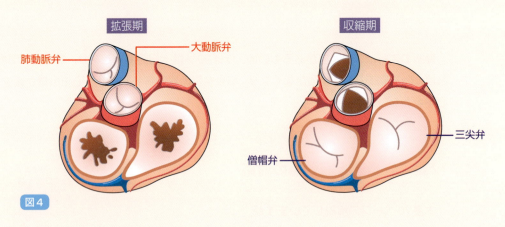

図4

　弁の知識は医師の日常臨床やカンファレンスなどで，常に誰でも知っているものとして話されます．最低限，大動脈弁，肺動脈弁，僧帽弁，三尖弁の名前と位置を確認しましょう（図3，4）．

　ところで，弁の名前や位置を覚えることと，心電図はどのような関係があるのでしょうか？例えば大動脈弁閉鎖不全症では，左心室が頑張って収縮して血液を全身に送ろうとしても，拡張期に大動脈弁がちゃんと閉まらず，心臓から押し出した血液が左室内に逆戻りして，心拍出量は心臓の見かけより悪くなります．また，心臓に戻ってくる血液が多くなると，心筋が拡大し，その結果僧帽弁弁輪が拡大して，僧帽弁閉鎖不全なども起こってきます．こうなると，もともと低圧だった左心房は，逆流の影響で圧が高くなり，この影響で左心房が拡大し，その結果，左心房の圧が上昇します．これが，心電図にP波の変化として現れるのです．

索　引

一般索引

●数字・欧文

Ⅰ度房室ブロック …………… 118
Ⅱ誘導 ………………………… 10, 61
Ⅲ度房室ブロック …………… 119
12誘導心電図 ………………… 4
AAI …………………………… 109
ACLS ………………………… 7
ADH ………………………… 35
AED ………………………… 6
AFL ………………………… 45, 80, 94
APC ………………………… 43, 50
APH ………………………… 142
AT …………………………… 80
AVNRT ……………………… 80
AVRT ………………………… 80
α路 …………………………… 81
BLS …………………………… 7
β路 …………………………… 81
DDD ………………………… 109
⊿波 …………………………… 86
f波 …………………………… 46
Lown分類 …………………… 164
narrow QRS tachycardia …… 80
P波 …………………………… 12, 41, 45
PAC ………………………… 43, 50
PQ間隔 ……………………… 12
pseudo VT …………………… 89
PSVT ………………………… 47, 76, 80
pulseless VT ………………… 14, 93
PVC ………………………… 33, 43, 50, 89
QRS波 ……………………… 12
QRS幅 ……………………… 41, 49
　――が狭い頻脈 …………… 80

QT延長 ……………………… 33
r波 …………………………… 124
R'波 …………………………… 124
R on T ……………………… 33, 111
RR間隔 ……………………… 27, 41, 42
Sicilian Gambit分類 ………… 98
SNRT ………………………… 80
Spike on T …………………… 111
ST変化 ……………………… 41, 52
Strain Pattern ……………… 144
TdP ………………………… 33
valsalva法 …………………… 78
Vaughan Williams分類 ……… 96
VDD ………………………… 110
VF …………………………… 13, 44, 93
VPC ………………………… 33, 43, 50, 89
VT …………………………… 14, 44
VVI ………………………… 109
WPW症候群 ………………… 86, 89

●あ行

アイントーベンの三角形 …… 136
アテローム血栓性脳梗塞 …… 163
アルドステロン ……………… 35
移行帯 ………………………… 63
異所性P波 …………………… 50
一次救命処置 ………………… 7
陰転化 ………………………… 127
ウェンケバッハ型 …………… 111
右冠動脈 ……………………… 64, 72
右脚ブロック ………………… 117, 127
右軸偏位 ……………………… 129, 138, 140
右房性P波 …………………… 147
右房負荷 ……………………… 147
エレファントボックス ……… 8

●か行

回旋枝 ………………………… 64, 72
加算平均心電図 ……………… 4
下壁 …………………………… 64, 70
カルディオバージョン ……… 79
完全右脚ブロック …………… 129
完全左脚ブロック …………… 129
完全房室ブロック …………… 111, 119
冠動脈 ………………………… 18
基線 …………………………… 46
胸部誘導 ……………………… 4, 59, 62, 68
巨大陰性T波 ………………… 142
クッシング症候群 …………… 35
頸動脈圧迫 …………………… 78
ケント束 ……………………… 82, 87, 88
原発性アルドステロン症 …… 35
高カルシウム血症 …………… 35
甲状腺ホルモン ……………… 35
高度房室ブロック …………… 111, 118
後壁 …………………………… 64, 70
抗利尿ホルモン ……………… 35

●さ行

左冠動脈 ……………………… 72
左脚後枝ブロック
　……………………………… 117, 129, 140
左脚前枝ブロック
　……………………………… 117, 129, 140
左脚ブロック ………………… 117, 127
左軸偏位 ……………………… 129, 138, 140
左室肥大 ……………………… 142
左房負荷 ……………………… 148
三角座標 ……………………… 136
ジェネレーター ……………… 107
四肢誘導 ……………………… 3, 59, 62, 68
矢状断 ………………………… 69

173

周期性四肢麻痺……………… 35
自由壁………………………… 86
上室起源の不整脈…………… 22
除細動………………………… 79
徐脈性不整脈………………… 115
徐脈頻脈症候群……………… 117
心起電力ベクトル…………… 134
心筋炎………………………… 146
心筋シンチ…………………… 129
心原性脳梗塞………………… 163
心室期外収縮……… 33, 43, 50, 89
心室細動……………… 13, 44, 93
心室性起源の不整脈………… 22
心室頻拍……………………14, 44
心尖部肥大型心筋症………… 142
心停止………………………… 13
心拍数………………………… 17
心房期外収縮………………43, 50
心房細動……………………45, 94
心房粗動……………………… 80
心房のブースター効果……… 110
心房頻拍……………………… 80
水平断………………………… 69
前額断………………………… 69
前下行枝……………………64, 72
前壁中隔……………………64, 70
早期興奮症候群……………… 86
双極肢誘導…………………… 68
側壁…………………………64, 70

●た行
代謝性アシドーシス………… 35
多形性不整脈………………… 51
多源性不整脈………………… 51
単極肢誘導…………………… 68
電気軸………………………… 133
洞機能不全症候群…………… 106
洞結節リエントリー頻拍…… 80
洞性頻脈…………………47, 116
洞停止………………………… 116
糖尿病性ケトアシドーシス… 35
洞不全症候群………………… 116
洞房ブロック…………… 116, 177
トルサードドポアント……… 33

●な行
二次救命処置………………… 7
尿管性アシドーシス………… 35
脳梗塞………………………… 163
ノッチ………………………… 124

●は行
肺性P波……………………… 147
バルサルバ洞………………… 18
不応期………………………… 81
副甲状腺腫瘍摘出後………… 35
副伝導路……………………… 82
不整脈………………………… 2
　――, 上室性起源の ………… 22

不整脈, 徐脈性 ……………… 115
　――, 心室起源の ………… 22
　――, 多形性 ……………… 51
　――, 多源性 ……………… 51
ベクトル環…………………… 135
ベクトル心電図……………… 134
ペーシングスパイク………… 110
ペースメーカー……………… 107
　――モード………………… 108
ヘミブロック………………… 129
房室回帰頻拍………………… 80
房室結節……………………… 81
房室結節リエントリー頻拍… 80
房室ブロック………… 106, 117
発作性上室頻拍………47, 76, 80
ホルター心電図……………… 4

●ま行
無脈性心室頻拍……………14, 93
モニター心電図……………… 4
モービッツⅡ型……………… 111

●ら行
ラクナ梗塞…………………… 163
リエントリー………………… 80
リード………………………… 107
リフィーリング症候群……… 35

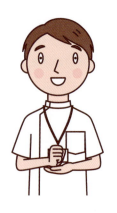
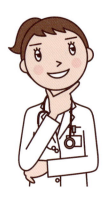

索引

薬剤索引

●数字・欧文
- Ⅰ群薬 ……………………… 96
- Ⅱ群薬 ………………… 96, 166
- Ⅲ群薬 ……………………… 96
- Ⅳ群薬 ………………… 96, 166
- ABCD ………………… 101, 162
- ATP製剤 ……… 94, 97, 98, 166
- βブロッカー
  ……… 35, 94, 97, 101, 120, 162
- Caチャネルブロッカー ……… 97
- Naチャネルブロッカー … 94, 97
- NOAC ………………… 163, 164
- t-PA ……………………… 164

●あ行
- アステミゾール …………… 38
- アスペノン® ……………… 97
- アデノシン…… 77, 101, 131, 162
- アデノスキャン® ……… 123, 130
- アデホス……… 77, 123, 130, 161
- アドレナリン ……………… 159
- アトロピン ……………… 98, 160
- アプリンジン …………… 97, 98
- アミオダロン… 38, 93, 96, 98, 159
- アミサリン® … 78, 101, 161, 162
- アミトリプチリン ………… 38
- アミノ配糖体 ……………… 35
- アムホテリシンB ………… 35
- イソプレナリン …………… 160
- イソプロテレノール ……… 122
- エリスロマイシン ………… 38

●か行
- カルグート® ……………… 160
- カルシウム拮抗薬
  …………… 94, 97, 101, 162
- キニジン ………………… 38, 96, 98
- クラリスロマイシン ……… 38
- クロルプロマジン ………… 38
- 交感神経受容体遮断薬 …… 97

●さ行
- ジギタリス
  …… 36, 94, 97, 101, 120, 162, 166
- シクロスポリン …………… 35
- ジゴキシン ……………… 90, 98
- シスプラチン ……………… 35
- ジソピラミド ………… 38, 96, 98
- シベンゾリン ……………… 98
- ジルチアゼム ……… 94, 96, 98
- シロスタゾール …………… 160
- 新規経口抗凝固薬 ………… 163
- スパルフロキサシン ……… 38
- 組織プラスミノーゲンアクチベーター
  ……………………………… 164
- ソタロール ………… 38, 96, 98

●た行
- チアジド系利尿薬 ………… 35
- チオリダジン ……………… 38
- デノパミン ………………… 160
- テルフェナジン …………… 38

●な行
- ナドロール ………………… 98
- ニフェカラント ………… 38, 98

●は行
- ハロペリドール …………… 38
- ピモジド …………………… 38
- ピルジカイニド ………… 96, 98
- ピルメノール ……………… 98
- フェニトイン ……………… 36
- フェノバルビタール ……… 36
- フレカイニド …………… 96, 98
- プレタール® ………… 122, 160
- プロカインアミド
  ………… 38, 96, 98, 101, 161
- プロタノール®S …………… 160
- プロパフェノン …………… 98
- プロプラノロール ……… 96, 98
- ベプリジル …………… 38, 98
- ベラパミル ……… 94, 96, 97, 98

●ま行
- メキシレチン …………… 96, 98

●ら行
- リスモダン® ……………… 78
- リドカイン ……… 93, 96, 98
- 利尿薬 …………………… 35
  - ──, チアジド系 ………… 35
  - ──, ループ ……………… 35
- リファンピシン …………… 36
- ループ利尿薬 ……………… 35

●わ行
- ワソラン® …… 77, 78, 94, 97, 120
- ワルファリン ………… 163, 164

著者略歴

大八木 秀和（おおやぎ　ひでかず）

1990年大阪薬科大学製薬学科卒業，2002年香川医科大学（現：香川大学）医学部医学科卒業．市立堺病院，綾部市立病院，社会医療法人祐生会みどりヶ丘病院，医療法人北辰会有澤総合病院を経て，2015年より現職．日本循環器学会認定循環器専門医．医師と薬剤師のダブルライセンスを活かし，きめ細かな診療を心がけている．薬剤師・看護師向けのセミナーや講演も多数．著書に『まるごと図解循環器疾患』（照林社），『心電図を見るとドキドキする人のためのモニター心電図レッスン』（医学書院）がある．

薬剤師よ，心電図を読もう！　　　　　　　　　©2016

定価（本体 2,800 円＋税）

2016年10月1日　1版1刷

著　者　大八木秀和
発行者　株式会社　南山堂
代表者　鈴木幹太

〒113-0034　東京都文京区湯島4丁目1-11
TEL 編集(03)5689-7850・営業(03)5689-7855
振替口座　00110-5-6338

ISBN 978-4-525-70491-9　　　　　Printed in Japan

本書を無断で複写複製することは，著作者および出版社の権利の侵害となります．
JCOPY ＜(社)出版者著作権管理機構　委託出版物＞
本書の無断複写は著作権法上での例外を除き禁じられています．複写される場合は，そのつど事前に，(社)出版者著作権管理機構（電話 03-3513-6969，FAX 03-3513-6979，e-mail: info@jcopy.or.jp）の許諾を得てください．

スキャン，デジタルデータ化などの複製行為を無断で行うことは，著作権法上での限られた例外（私的使用のための複製など）を除き禁じられています．業務目的での複製行為は使用範囲が内部的であっても違法となり，また私的使用のためであっても代行業者等の第三者に依頼して複製行為を行うことは違法となります．